일본어권 의료 용어

본 과제(결과물)는 교육과학기술부의 재원으로 한국연구재단의 지원을 받아 수행된 광역경제권 선도산업 인재양성사업의 연구결과입니다.

일본어권 의료 용어

| 최수나 지음 |

小花

차례

I. 몸

II. 진료과

I. 몸

1. 몸의 구조

2. 몸의 증상

3. 몸의 사자성어

1. 몸의 구조

1) 전신

2) 얼굴

3) 팔다리

4) 내장기관

5) 구강

1) 전신(全身, ぜんしん)

・かみ(かみ　け) 髪(髪の毛)	머리카락
・あたま 頭	머리
・かお 顔	얼굴
・くび 首	목
・うなじ	목덜미
・かた 肩	어깨
・むね 胸	가슴
・せなか 背中	등
・こし 腰	허리
・どう 胴	윗몸
・うで 腕	팔
・ひじ 肘	팔꿈치
・て 手	손
・なか お腹	배
・へそ お臍	배꼽

・でんぶ(尻) 臀部(尻)	둔부(엉덩이)
・あし 脚	다리
・ふともも 太腿	대퇴부
・ひざ 膝	무릎
・ふくらはぎ	장딴지
・くるぶし	복사뼈
・かかと	발꿈치
・あし 足	발

2) 얼굴(顔, かお)

・かみ(かみ　け) 髪(髪の毛)	머리카락
・あたま 頭	머리
・ひたい 額	이마
・みけん 眉間	미간
・こめかみ	관자놀이
・まゆげ 眉毛	눈썹
・まつげ 睫	속눈썹
・ め 目	눈
・ひとみ 瞳	눈동자
・めじり 目尻	눈초리
・みみ 耳	귀
・みみ 耳たぶ	귓불
・はな 鼻	코
・ほほ 頬	볼
・くち 口	입

・くちびる 唇	입술
・あご 顎	턱
・した 舌	혀
・は 歯	이

3) 팔다리(手足, てあし)

・ゆび 指	손가락
・おやゆび 親指	엄지손가락
・ひとさ　ゆび 人差し指	검지손가락
・なかゆび 中指	중지
・くすりゆび 薬指	약지
・こゆび 小指	새끼손가락
・て 手	손
・てのひら 掌	손바닥
・て　こう 手の甲	손등
・てくび 手首	손목
・うで 腕	팔
・じょうわん 上腕	상완
・ぜんわん 前腕	전완
・ひじ 肘	팔꿈치
・あし 脚	다리

・ふともも
太腿 대퇴부

・ひざ
膝 무릎

・すね
脛 정강이

・あし
足 발

・あしくび
足首 발목

・くるぶし 복사뼈

・あし こう
足の甲 발등

・あし うら
足の裏 발바닥

・あし ゆび
足の指 발가락

4) 내장기관(内臓器官, ないぞうきかん)

・けっかん 血管	혈관
・こうじょうせん 甲状腺	갑상선
・しょくどう 食道	식도
・しんぞう 心臓	심장
・い 胃	위
・はい 肺	폐
・じゅうにしちょう 十二指腸	십이지장
・ひぞう 脾臓	비장
・じんぞう 腎臓	신장
・すいぞう 膵臓	췌장
・たんのう 胆嚢	담낭
・だいちょう 大腸	대장
・かんぞう 肝臓	간장
・しょうちょう 小腸	소장
・ちょくちょう 直腸	직장

· ぼうこう

膀胱 방광

· こうもん

肛門 항문

5) 구강(口腔, こうこう)

・くちびる 唇	입술
・ は 歯	이
・うわば 上歯	윗니
・まえば 前歯	앞니
・したば 下歯	아랫니
・おくば 奥歯	어금니
・やえば 八重歯	덧니
・おやしらず 親不知	사랑니
・こうがい 口蓋	입천장
・こうがいすい 口蓋垂	구개수, 목젖
・した 舌	혀

2. 몸의 증상

1) 머리
2) 눈
3) 코
4) 구강
5) 귀
6) 목
7) 피부
8) 복부
9) 팔다리
10) 기타

1) 머리(頭)

	일본어 표현	한국어 표현
頭が～です/ます	痛い 重い ボーっとする 朦朧とする	머리가 아프다 미리가 무겁다 머리가 멍하다 머리가 몽롱하다
～がします	軽い頭痛 激しい頭痛 偏頭痛	가벼운 두통이 있다 심한 두통이 있다 편두통이 있다
～があります	鈍いじわじわした痛み 鋭い刺すような痛み 頑固な痛み 意識障害 熱 微熱 高熱 めまい(立ちくらみ)	둔한 통증이 있다 찌르는 듯한 통증이 있다 지속적인 통증이 있다 의식장애가 있다 열이 있다 미열이 있다 고열이 있다 어지럼증이 있다
～です	物忘れがひどい	건망증이 심하다

2) 눈(目)

	일본어 표현	한국어 표현
目が～です	痛い かゆい	눈이 아프다 눈이 가렵다
目が～ます	赤く充血する 疲れる ヒリヒリする かすむ	눈이 빨갛게 충혈되다 눈이 피로하다 눈이 따끔따끔하다 눈이 흐릿하다
(視力が)～なります	部分的に弱く 片方が弱く 悪く 夜になるとよく見えなく 視野が狭く 光に敏感に 物がだぶって見えるように 浮遊物が見えるように	시력이 부분적으로 약해지다 한쪽 시력이 약해지다 시력이 나빠지다 밤이 되면 잘 보이지 않다 시야가 좁아지다 빛에 민감해지다 물건이 겹쳐 보이게 되다 부유물이 보이게 되다
～ます	目やにが出る 涙が出る まぶたが腫れる 老眼がある	눈곱이 생기다 눈물이 나다 눈꺼풀이 붓다 노안이 있다

3) 코(鼻)

	일본어 표현	한국어 표현
鼻が～ます	詰まる むずむずする	코가 막히다 코가 근질근질하다
鼻が～です	かゆい 痛い	코가 가렵다 코가 아프다
鼻水が～です/ます	出る 止まらない 黄色い 透明 喉に下がる	콧물이 나온다 콧물이 멈추지 않다 콧물이 노랗다 콧물이 투명하다 콧물이 목으로 넘어가다
～です/ます	匂いがわからない 鼻血がでる 鼻の中がはれる	냄새를 맡을 수 없다 코피가 나다 콧속이 붓다

4) 구강(口腔)

	일본어 표현	한국어 표현
歯が~です/ます	痛い しみる ぐらぐらする	이가 아프다 이가 시리다 이가 흔들리다
舌の(が)~ます	表面がザラザラする チクチク痛む	혀 표면이 거칠다 혀가 찌르듯 아프다
舌に~があります	白い斑点 裂け目	혀에 하얀 반점이 있다 혀가 갈라진다
~です/ます	飲み物がしみる 出血がある 口臭が強い 唾の分泌が多い 舌の動きが悪い (ろれつが回らない)	음료가 시리다 출혈이 있다 구취가 강하다 침 분비가 많다 혀가 잘 돌아가지 않는다

5) 귀(耳)

	일본어 표현	한국어 표현
耳が～です/ます	痛い かゆい 腫れる つまる つまった感じがする よく聞こえない	귀가 아프다 귀가 가렵나 귀가 붓다 귀가 막히다 귀가 막힌 것 같다 잘 들리지 않다
～です	言葉が聞き取りがたい 耳カス(耳垢)を取ってほしい 耳の中に何かが入って取れない	말을 알아듣기 어렵다 귀지를 빼고 싶다 귀에 무언가 들어가서 안 빠지다
～ます	耳だれが出る 耳から膿が出る 耳鳴りがある 自分の声が響く 周囲の音が響く 音がうるさく聞こえる 音楽の音程が違って聞こえる	귀에서 고름이 나오다 귀에서 농이 나오다 귀가 울리다 자기의 목소리가 울리다 주변의 소리가 울리다 소리가 시끄럽게 들리다 음정이 다르게 들리다

6) 목(首)

	일본어 표현	한국어 표현
喉が～です/ます	痛い 腫れている 腫れて声が出ない 渇く ひりひりする 詰まった感じがする	목이 아프다 목이 붓다 부어서 목소리가 나오지 않다 목이 마르다 따끔따끔하다 목이 막힌 것 같은 느낌이다
～ます/です	喉にしこりがある 声がかれる 咳がとまらない いびきをかく 痰が詰まる 痰がからむ 血痰が出る くしゃみが出る くしゃみが止まらない ぜーぜー言う 物が飲み込みにくい	목에 응어리가 있다 목소리가 쉬다 기침이 멈추지 않다 코를 골다 가래가 걸리다 가래가 끓다 혈담이 나오다 재채기가 나오다 재채기가 멈추지 않다 숨 쉴 때마다 쌕쌕 소리가 나다 음식을 삼키기가 쉽지 않다

7) 피부(皮膚)

	일본어 표현	한국어 표현
皮膚(肌)が~ます/です	赤く腫れる	피부가 붉게 붓다
	乾燥する	피부가 건조하다
	かさかさする	피부가 까칠까칠하다
	たるむ	피부가 쳐지다
	むくむ	피부가 부어오르다
	張りがなくなる	피부 탄력이 없어지다
	ただれる	피부가 짓무르다
	油っぽい	피부가 기름지다
	かゆい	피부가 가렵다
皮膚に~ができました	発疹	피부에 발진이 생기다
	黒い/茶色い斑点	검은색/밤색 반점이 생기다
	気泡のある発疹(水ぶくれ)	기포가 있는 발진(물집)이 생기다
	いぼ	피부에 사마귀가 생기다
	出来物	부스럼(종기)이 생기다
	炎症	피부에 염증이 생기다
	傷	피부에 상처가 생기다
	皮下出血	피하출혈이 생기다
	にきび	피부에 여드름이 생기다

8) 복부(お腹)

	일본어 표현	한국어 표현
お腹が～です/ます	痛い 張る ごろごろ鳴る 冷える	배가 아프다 배가 팽팽해지다 소리가 나다 배가 차다
～がします	吐き気 胸焼け	구토기가 있다 가슴통증이 있다
便が～です	黒い 赤い 硬い 柔らかい	변이 검은색이다 변이 빨간색이다 변이 딱딱하다 변이 묽다
～をしています	下痢 便秘	설사를 하고 있다 변비를 하고 있다
～がでます	げっぷ しゃっくり	트림이 나오다 딸꾹질이 나오다
～です/ます	食欲がない 食欲がありすぎる 消化不良がある 直腸出血がある	식욕이 없다 지나치게 식욕이 있다 소화불량이 있다 직장출혈이 있다

9) 팔다리(手足)

	일본어 표현	한국어 표현
手/足が～ます	痛む しびれる むくむ 冷える 震える	손/발이 아프다 손/발이 저리다 손/발이 붓다 손/발이 차다 손/발이 떨리다
爪が～です/ます	折れやすい 黄ばみ	손톱이 잘 부러지다 손톱이 누렇다
指の関節が～ます/です	痛む 腫れる 変形する 動かしにくい 動かすと痛む	손가락 관절이 아프다 손가락 관절이 붓다 손가락 관절이 변형되다 손가락 관절을 움직이기 힘들다 손가락 관절을 움직이면 아프다
足の指が～ます	痛む しびれる 腫れる	발가락이 아프다 발가락이 저리다 발가락이 붓다
～です/ます	物がうまくつかめない 物をよく落とす 歩行が困難になる 腕が上がらなくなる 腕を動かすことができない	물건을 잘 잡을 수 없다 물건을 잘 떨어뜨리다 보행이 어려워지다 팔이 올라가지 않다 팔을 움직일 수 없다

10) 기타(その他)

	일본어 표현	한국어 표현
体調	体がだるい 体重が減る 体重が増える 体調が悪い 上半身がのぼせる 疲れやすい 汗がでる 冷や汗がでる 寒気がする	몸이 나른하다 체중이 줄다 체중이 늘다 컨디션이 나쁘다 상반신이 상기되다 피로해지기 쉽다 땀이 나다 식은땀이 나다 한기가 들다
精神	イライラする 憂鬱感がある 元気がない 機嫌がわるい	짜증이 나다 우울감이 있다 힘이 없다 심기가 불편하다
生理	生理がこない 生理痛がある 生理がとまらない 生理不順がある 月経過多	생리가 없다 생리통이 있다 생리가 멈추지 않는다 생리불순이 있다 월경과다

	일본어 표현	한국어 표현
尿	尿がでにくい	소변이 잘 안 나오다
	尿の量が少ない	소변의 양이 적다
	尿の回数が少ない	소변 횟수가 적다
	尿の回数が多い	소변 횟수가 많다
	排尿時に痛む	배뇨시 통증이 있다
	尿がにごる	소변이 탁하다
	尿の色が薄い	소변 색이 엷다
	尿の色が濃い	소변 색이 진하다
	尿の色がおかしい	소변 색이 이상하다
	尿があわ立つ	소변에 거품이 생기다
	血尿が出る	혈뇨가 나오다
	夜尿がある	야뇨증이 있다
	残尿感がある	잔뇨감이 있다
髪	髪がぱさつく	모발이 푸석푸석하다
	切れ毛がある	모발 끊김이 있다
	枝毛がある	모발 갈라짐이 있다
	白髪がある	흰머리가 있다
	円形脱毛症がある	원형탈모증이 있다
	薄毛	박모이다
	髪が痛む	모발이 상하다

3. 몸의 사자성어

1) 머리
2) 입/혀/입술
3) 머리/모발
4) 목
5) 얼굴/귀
6) 내장
7) 뼈
8) 기타

1) 눈(目)

一目瞭然　いちもくりょうぜん

〈意味〉
一目で明らかにわかること。

〈使い方〉
最新のファッション雑誌を見れば、今年の人気トレンド・カラーが一目瞭然で把握できる。

傍目八目　おかめはちもく

〈意味〉
碁で傍から見ていると八目先の手まで見えるということから、当の本人よりも周りの人のほうが事の判断を冷静にできるということ。

〈使い方〉
傍目八目で眺めれば何のことはない問題も、自分のこととなると頭を抱えて悩んでしまうのが人の常なのだ。

画竜点睛　がりょうてんせい　類似表現：点睛開眼(てんせいかいげん)

〈意味〉
絵に書いた竜の瞳を最後に書き入れて完成させるということから、最も重要なところを最後に加えて、全体の完成度を高めることを言う。

〈使い方〉
今日のコンサートは大変すばらしかったが、最後の歌の出だしを間違えてしまい、画竜点睛を欠いたものとなった。

魚目燕石　ぎょもくえんせき

〈意味〉
魚の目と燕山から出る石は、ともに玉ににているが玉ではないということから、似ているけれども本物ではないこと。

〈使い方〉
販売員の口車に乗せられて最新のカメラを買ったのに、魚目燕石で役立たずだ。

酔眼朦朧　すいがんもうろう

〈意味〉
酔って朦朧とした目つきになり、ものがはっきり見えないこと。

〈使い方〉
酒を飲みすぎて酔眼朦朧としてしまい、うっかり転びそうになった。

2) 입/혀/입술(口/舌/唇)

異口同音　いくどうおん
〈意味〉 多くの人が、同じことを口をそろえて言うこと。転じて、多くの人が同じ意見を話すこと。
〈使い方〉 韓国と日本の姉妹校の野球親善試合が終わった後、学生達は異口同音に「来年もまた、試合がしたい」と話した。

金口木舌　きんこうもくぜつ
〈意味〉 中国で法を発したり教えを示すときに鳴らした鈴のことから、人々を教えて導く人のこと。
〈使い方〉 幼い頃から勤勉で誠実だったが、成長して社会の金口木舌となった。

錦心繍口　きんしんしゅうこう
〈意味〉 錦のような心と刺繍をしたような口の意で、美しい思想と美しい言葉、優れた詩文を称える表現。
〈使い方〉 文学賞を受賞した作家の錦心繍口な文章には、目を見張るものがあった。

舌先三寸　したさきさんずん
〈意味〉 口先だけで巧みに話すこと。
〈使い方〉 政治家ならぬ政治屋が、国民を舌先三寸で騙せても市場は騙せない。

朱唇皓歯　しゅしんこうし
〈意味〉 赤い唇と白い歯のことで、美人を形容する表現。
〈使い方〉 朱唇皓歯の美女が入場すると、会場はざわめき始めた。

3) 머리/모발(頭/髪)

危機一髪　ききいっぱつ
〈意味〉 一本の髪の毛程度の違いで、危険に陥るということから、きわどい瞬間や状態をいう。
〈使い方〉 映画では、いつも危機一髪のところでヒーローがヒロインを助けにくる。

頭寒足熱　ずかんそくねつ
〈意味〉 頭を冷やし、足を暖める。風邪などをひいて熱が出たり寒気がするとき、頭を冷やして、足を暖めることで体調を回復するということ。
〈使い方〉 風邪の予防には、頭を冷やして足を暖める頭寒足熱が最も効果的だそうだ。

徹頭徹尾　てっとうてつび
〈意味〉 頭から尾までつらぬくことから、初めから終わりまでをいう。
〈使い方〉 スポーツウオッチだからといって、必ずしもスポーツをする時に着用する必要はないけれども、時計の機能や機構は徹頭徹尾、実用的でなければならない。

羊頭狗肉　ようとうくにく

〈意味〉
羊の頭の看板をかけて、犬の肉を売ることから、見かけは立派だけれども内実がともなわないことをいう。

〈使い方〉
またもや羊頭狗肉の広告にだまされてしまった。

竜頭蛇尾　りゅうとうだび

〈意味〉
頭は竜で尾は蛇ということから、初めは勢いがあるものの、終わりはお粗末なことをいう。

〈使い方〉
会社のためにも、このプロジェクトは決して竜頭蛇尾に終わってはならない。

平身低頭　へいしんていとう

〈意味〉
身をかがめて、頭を低くするということから、ひたすら謝ることをいう。

〈使い方〉
社長は、消費者の苦情に「申し訳ございません」と平身低頭して謝った。

4) 목(首)

首尾一貫　しゅびいっかん
〈意味〉 首と尾が一つに貫くということから、初めから終わりまで筋が通っていること、または変わらないこと。
〈使い方〉 彼の魅力は、主張と行動において首尾一貫しながらも、常にウィットに富んでいることだ。

低頭傾首　ていとうけいしゅ
〈意味〉 頭を低くしてうなだれること。
〈使い方〉 不祥事があると記者会見を開き、責任者が頭を下げるが、その場しのぎの低頭傾首にしか見えない。

5) 얼굴/귀(顔/耳)

馬耳東風　ばじとうふう
〈意味〉 馬の耳に春を告げる東風が吹いても、馬は何とも思わないことから、人の意見などを気にとめず、聞き流してしまうこと。
〈使い方〉 彼は意固地でなかなか人の話を聞こうとしない。昨日も部長が忠告をしていたけれども、馬耳東風だった。

厚顔無恥　こうがんむち
〈意味〉 ずうずうしく、恥をしらないこと。
〈使い方〉 最近の政治家の厚顔無恥な行動にはほとほとあきれてしまう。

6) 내장(内臓)

臥薪嘗胆　がしんしょうたん
<意味> 薪の上に寝て、胆をなめるということから、目的を達成するために苦労して耐えることをいう。
<使い方> 悔しさをバネに臥薪嘗胆で努力して、来年は必ず目指す大学に合格したい。

五臓六腑　ごぞうろっぷ
<意味> 肝臓・心臓・脾臓・肺臓・腎臓の五臓と、大腸・小腸・胆・胃・三焦・膀胱の六腑のことで、内臓のこと。または、腹の中のこと。
<使い方> 極悪非道な犯罪記事を読んでいると、五臓六腑が煮えくり返る。

7) 뼈(骨)

粉骨砕身　ふんこつさいしん
〈意味〉 骨を粉にして、身を砕くということから、一生懸命努力することをいう。
〈使い方〉 この間の試合は負け試合だったが、今日の試合では粉骨砕身してもらいたいものだ。

換骨奪胎　かんこつだったい
〈意味〉 骨を取り替え、胎児をとって使うことから、これまでの発想・形式などを踏襲しながら独自のものを作り上げること。
〈使い方〉 古典を換骨奪胎して、新しい作品を作る。

8) 기타(その他)

一心同体　いっしんどうたい
〈意味〉 二人以上の人が、心を一つにして一人の人のように結びつくこと。
〈使い方〉 一心同体となって応援してくれたサポーターへの感謝をこめて、選手達は最後まで全力を尽くして戦った。

抱腹絶倒（棒腹絶倒）　ほうふくぜっとう
〈意味〉 腹をかかえて倒れることから、大きく笑うことをいう。
〈使い方〉 新作のドラマは、抱腹絶倒のノンフィクションだそうだ。

脚下照顧　きゃっかしょうこ
〈意味〉 他の人にものを言う前に自分のあしもとを見るということから、自己反省を促す意で用いられる。
〈使い方〉 今回の失敗をもって、脚下照顧の心を忘れないようにしたい。

Ⅱ. 진료과

1. 내과
2. 외과
3. 성형외과
4. 피부과
5. 안과
6. 한방
7. 치과
8. 산부인과
9. 소아과
10. 약국
11. 검사실

1. 내과

1) 위염

2) 당뇨병

3) 대화편

1）胃炎

胃の痛みや不快感、食欲不振などの症状の原因となる胃腸の病気は、私たちの生活の中でとても身近な存在となっています。胃腸はストレスや生活の乱れなど、心身の状態に敏感に反応する健康のバロメーターともいえるでしょう。

その胃腸病の中でも最も多いのが胃炎です。胃炎には、急性胃炎と慢性胃炎があり、どちらも胃に炎症が起こる病気ですが、それぞれ原因や症状が異なります。

まず、急性胃炎は、腹痛、胸焼け、吐き気などの症状が突発的に起こります。症状が現れた時期や、原因がはっきりしているのが特徴です。具体的には、アルコール、消炎鎮痛剤、ストレスなどが原因になります。例えば、酒を飲み過ぎたために、胸焼けや吐き気がした、かぜ薬を飲んだら胃が痛くなった、会社や学校などでストレスを受けたことで胃が痛くなった等が、急性胃炎の典型的な例といえます。また、消炎鎮痛剤では、内服薬だけでなく、坐薬なども急性胃炎の原因になります。これは、薬が胃壁に直接触れることで胃炎が起こるのではなく、薬の成分自体に胃炎を起こす作用があるためです。

このように、急性胃炎はさまざまな刺激により一時的に胃に炎症が起きる病気なので、原因を取り除き、炎症を治療すれば早く治ります。

一方、慢性胃炎は東洋人に多く見られ、そのほとんどはピロリ菌の感染によるものだと言われています。ピロリ菌の感染が原因である慢性胃炎は、ピロリ菌に感染し、その後長い年月をかけて胃炎が進行して、慢性胃炎となります。慢性胃炎は、症状がはっきりせず、胃のもたれ、不快感、食欲不振などが何となく起こるといった不定愁訴の形で起こります。こういった症状のほとんどは、いつから始まったかはっきりしないばかりか、全く症状がないこともあります。

症状の無い場合は、特別に治療をする必要はありませんが、自覚症状がある場合は、症状に応じてピロリ菌対策や胃の粘膜保護薬などの薬を用います。しかし、薬よりもっと大事なことは、規則正しい日常生活です。十分な睡眠、暴飲暴食を避ける、お酒やタバコをやめる、バランスの取れた食事をするなどの心がけが大切なのです。

☞ 주요 단어 및 표현

日本語	한국어	日本語	한국어
い 胃	위	むねや 胸焼け	가슴 통증
ふかいかん 不快感	불쾌감	は　け 吐き気	구토증
しょくよくふしん 食欲不振	식욕부진	とっぱつてき 突発的	돌발적
しょうじょう 症状	증상	しょうえんちんつうざい 消炎鎮痛剤	소염진통제
いちょう 胃腸	위장	さけ　の　す 酒の飲み過ぎ	과음
せいかつ みだ 生活の乱れ	불규칙적인 생활	ぐすり かぜ薬	감기약
バロメーター	바로미터	う ストレスを受ける	스트레스를 받다
いえん 胃炎	위염	ないふくやく 内服薬	내복약
きゅうせいいえん 急性胃炎	급성위염	ざやく 坐薬	좌약
まんせいいえん 慢性胃炎	만성위염	いへき 胃壁	위벽
えんしょう 炎症	염증	しげき 刺激	자극
ふくつう 腹痛	복통	いちじてき 一時的	일시적
げんいん と　のぞ 原因を取り除く	원인을 제거하다	じかくしょうじょう 自覚症状	자각증상
きん ピロリ菌	파일로리균	ねんまくほごやく 粘膜保護薬	점막 보호약
かんせん 感染	감염	きそくただ　せいかつ 規則正しい生活	규칙적인 생활
い 胃がもたれる	체하다	ぼういんぼうしょく 暴飲暴食	폭음폭식
ふていしゅうそ 不定愁訴	부정수소		

1) 위염

위의 통증이나 불쾌감, 식욕부진 등의 증상의 원인이 되는 위장병은 우리 생활에서 대단히 친근한 존재입니다. 위장은 스트레스나 불규칙적인 생활 등 심신 상태에 민감하게 반응하는 건강의 바로미터라고 할 수 있을 것입니다.

이러한 위장병 중에서도 가장 많은 것이 위염입니다. 위염에는 급성위염과 만성위염이 있으며 모두 다 위에 염증이 일어나는 병입니다만 각각 원인과 증상이 다릅니다.

우선 급성위염은 복통, 가슴의 답답함, 구역질 등의 증상이 돌발적으로 일어납니다. 증상이 나타나는 시기나 원인이 분명한 것이 특징입니다. 구체적으로는 알코올, 소염진통제, 스트레스 등이 원인이 됩니다. 예를 들어 과음으로 인해 가슴이 답답하거나 구역질 등의 증상이 나타난다거나 감기약을 먹었더니 위에 통증을 느꼈다거나 회사나 학교 등에서 스트레스를 받아서 위장이 아프다는 등의 증상은 급성위염의 전형적인 사례라고 할 수 있습니다. 또한 소염진통제의 경우 내복약뿐만 아니라 좌약 등의 경우에도 급성위염의 원인이 됩니다. 이는 약이 위벽에 직접 접촉함으로써 위염이 일어나는 것이 아니라, 약의 성분 자체에 위염을 일으키는 작용이 있기 때문입니다.

이처럼 급성위염은 다양한 자극으로 인해 일시적으로 위에 염증이 일어나는 병이므로 원인을 제거하고 염증을 치료하면 빠르게 치유할 수 있습니다.

한편 만성위염은 동양인에게 많은 병으로, 대부분은 파일로리균 감염에 인한 것으로 알려져 있습니다. 파일로리균의 감염이 원인인 만성위염은 균에 감염되고 나서 오랜 세월에 걸쳐 위염이 진행되어 만성위염이 됩니다. 만성위염은 증상이 분명하지 않아 위가 거북하거나, 불쾌감이 있거나, 식욕부진이 생기는 등 알게 모르게 일어나는 부정수소의 형태로 나타납니다. 이러한 증상의 대부분은 언제 시작되었는지 분명하지 않을 뿐만 아니라 거의 증상이 나타나지 않는 경우도 있습니다.

증상이 나타나지 않을 경우에는 특별히 치료할 필요는 없습니다만,

자각증상이 있는 경우에는 증상에 따라 파일로리균 대책이나 위 점막보호제 등의 약을 처방하여 사용합니다. 그러나 약 처방보다 중요한 것은 규칙적인 일상생활입니다. 충분한 수면을 취하고, 폭음 폭식을 피하고, 술이나 담배를 끊고, 균형 잡힌 식사를 하는 등의 노력이 중요합니다.

2) 糖尿病

人は、活動に必要なエネルギーを食べ物に含まれている糖質から得ています。糖質は、体内にブドウ糖として吸収され、血液によって各器官の細胞に取り込まれてエネルギーとして利用されます。

このブドウ糖が細胞に取り込まれるとき、膵臓から分泌されるインスリンというホルモンの助けを借りているのですが、インスリンの分泌が悪かったり働きが低下すると、血液中のブドウ糖がうまく細胞に取り込まれず、血液中のブドウ糖の濃度（血糖値）が異常に高くなってしまい、尿にブドウ糖が排出されます。これが糖尿病です。

糖尿病には、何らかの原因でインスリンを作る膵臓のβ細胞が破壊されるために発症する「Ⅰ型糖尿病」と、肥満や過食、運動不足などが原因でインスリンの作用やインスリン分泌が低下することにより発症する「Ⅱ型糖尿病」があります。

日本の糖尿病患者の95%は、「Ⅱ型糖尿病」だといわれています。「Ⅱ型糖尿病」の多くは中年を過ぎて発症します。インスリンの分泌が少ないなど糖尿病になりやすい体質に、食べ過ぎや運動不足による肥満、ストレスなどが重なった結果、糖尿病が引き起こされるのです。

健康な人の場合、血液中のブドウ糖は腎臓で再吸収されるため尿に糖が出ることはありません。しかし、血糖値が高くなると(180mg/ｄL以上)ブドウ糖が腎臓の処理の限界(しきい)を超えて尿の中にでてきます。これを尿糖と呼びます。

生まれつき腎臓のしきいが低い人では、血糖が正常の範囲にあっても尿糖がでることがありますし、逆に高齢者などでは血糖値が高めなのにもかかわらず、尿糖が出にくくなることがあります。ですから、尿糖だけでは糖尿病であるかどうかは判断できませんが、尿糖の検査で陽性となった場合は、糖尿病の検査を受ける必要があります。

糖尿病は、全身の血管や神経に障害を起こしさまざまな合併症を起こすため、治療せず放っておくのは大変危険です。早期に治療を行えば合併症を防いだり、進行を食い止めることができます。

糖尿病の 3 大合併症と言われる網膜症、腎症、神経障害は、高血糖によって細い血管が傷ついたり末梢神経や自律神経に障害が生じて起こります。高血糖は動脈硬化を促進するため、脳梗塞などの脳血管障害や狭心症、心筋梗塞を起こしやすくします。つまり、細い血管も太い血管も傷つけてしまうのが糖尿病なのです。

☞ 주요 단어 및 표현

日本語	한국어	日本語	한국어
とうしつ 糖質	당질	とうにょうびょう 糖尿病	당뇨병
とう ブドウ糖	포도당	はっしょう 発症	발증, 발병
けつえき 血液	혈액	ひまん 肥満	비만
さいぼう 細胞	세포	かしょく 過食	과식
すいぞう 膵臓	췌장	うんどうぶそく 運動不足	운동부족
ぶんぴ 分泌	분비	たいしつ 体質	체질
インスリン	인슐린	けんこう 健康	건강
ホルモン	호르몬	じんぞう 腎臓	신장
のうど 濃度	농도	う 生まれつき	선천적으로
けっとうち 血糖値	혈당치	にょうとう 尿糖	요당
にょう 尿	소변	ようせい 陽性	양성
はいしゅつ 排出	배출	けっかん 血管	혈관

日本語	한국어	日本語	한국어
しんけい 神経	신경	こうけっとう 高血糖	고혈당
しょうがい 障害	장해	まっしょうしんけい 末梢神経	말초신경
がっぺいしょう 合併症	합병증	じりつしんけい 自律神経	자율신경
ちりょう 治療	치료	どうみゃくこうか 動脈硬化	동맥경화
そうき 早期	조기	そくしん 促進	촉진
しんこう く と 進行を食い止める	진행을 멈추게 하다	のうこうそく 脳梗塞	뇌경색
もうまくしょう 網膜症	망막증	のうけっかんしょうがい 脳血管障害	뇌혈관장애
じんしょう 腎症	신증, 신장질환	きょうしんしょう 狭心症	협심증
しんけいしょうがい 神経障害	신경장애	しんきんこうそく 心筋梗塞	심근경색

2) 당뇨병

사람은 활동을 위해 필요한 에너지를 음식물에 포함되어 있는 당질에서 얻습니다. 당질은 체내에 포도당으로 흡수되어 혈액을 통해 각 기관 세포로 보내지며 에너지로 이용됩니다.

이렇듯 포도당이 세포에 흡수될 때 췌장에서 분비되는 인슐린이라고 하는 호르몬의 도움을 받는데 인슐린 분비가 나쁘거나 활동이 저조할 경우 혈액 중 포도당이 세포에 충분히 흡수되지 않아 혈액 중 포도당의 농도(혈당치)가 비정상적으로 높아지게 되며 소변에 포도당이 배출됩니다. 이것이 당뇨병입니다.

당뇨병에는 어떠한 원인으로 인해 인슐린을 만드는 췌장의 β세포가 파괴되면서 발생되는 'I형 당뇨병'과 비만이나 과식, 운동부족 등이 원인이 되어 인슐린 작용이나 인슐린 분비를 저하시켜서 발생되는 'II형 당뇨병'이 있습니다.

일본 당뇨병 환자의 95%는 'II형 당뇨병'으로 알려져 있습니다. 'II형 당뇨병'의 대부분은 중년이 지나면서 나타납니다. 인슐린 분비가 적거나 당뇨병에 걸리기 쉬운 체질에 과식이나 운동부족으로 인한 비만, 스트레스 등이 더해진 결과 당뇨병이 발병되는 것입니다.

건강한 사람의 경우 혈액 중 포도당은 신장에서 흡수되기 때문에 소변에 당이 나오는 경우는 없습니다. 그러나 혈당치가 높아지면(180mg/dL 이상) 포도당이 신장의 처리 한계를 넘어 소변 속에 섞여 나오게 됩니다. 이것을 요당이라고 합니다.

선천적으로 신장의 한계가 낮은 사람은 혈당이 정상 범위 내에 있어도 요당이 나오는 경우도 있으며 반대로 고령자의 경우에는 혈당치가 높음에도 불구하고 요당이 잘 나오지 않는 경우가 있습니다. 그러므로 요당만으로 당뇨병 여부를 판단할 수는 없습니다만 요당 검사 결과 양성으로 판명된 경우에는 당뇨병 검사를 받아 볼 필요가 있습니다.

당뇨병은 전신 혈관이나 신경에 장애를 일으키며 다양한 합병증을 일으키기 때문에 치료하지 않고 내버려 두는 것은 아주 위험합니다. 조기에 치료를 하면 합병증을 방지하거나 진행을 멈추게 할 수 있습니다.

당뇨병의 3대 합병증이라 불리는 망막증, 당뇨병성 신증(신장질환), 신경장애는 고혈당으로 인해 미세한 혈관에 상처가 나거나 말초신경이나 자율신경에 장애가 발생하여 일어납니다. 고혈당은 동맥경화를 촉진시키기 때문에 뇌경색 등의 뇌혈관 장애나 협심증, 심근경색이 일어나기 쉽습니다. 즉 미세한 혈관뿐 아니라 두꺼운 혈관까지 다치게 하는 것이 당뇨병인 것입니다.

3) 対話編

医者：今日の診察は終わりましたが、何か質問はありますか。

患者：先生、運動療法はどの程度行えばよいですか。

医者：よく30分以上を週に3回程度は行いましょうといわれますが、現代社会では特に働いている人の場合、なかなか時間が作ることができないですよね。理想的には有酸素運動を一日30分以上、週に3回以上行うのが良いのですが、時間がとれない場合は少ない時間でも構いませんので、足腰の筋肉を使うよう心がけてください。通勤でバス停を一区間歩いたり、エレベーターを使用せずに階段を昇るといった、些細なことから始めてみましょう。

患者：運動をすれば血糖値が下がりますか?

医者：運動により血糖値は低下します。しかし一時的に下がるだけです。運動療法の本来の意味とは運動を継続的に行うことにより、筋肉が使われます。筋肉を使うことにより、血管内の余分なブドウ糖を減らすことのできる機能を持った受け皿が増えます。この受け皿を多くするために運動をするわけです。ですから、継続していくことが大切です。

患者：先生、必ず痩せるようにしなさいといわれますが、どのような食事をすれば痩せるでしょうか。

医者：そうですね。簡単に痩せろといわれても難しいですよね。糖尿病の多くの方は、肥満のある方が多いのですが、食事内容を聞いてみると、多くは単純に食べすぎの場合が多いようです。特に、米や麺類などの炭水化物が多く、油ものを摂りすぎています。ですから、まずはご自分の食事の内容をご確認ください。それから、とにかく良く噛んで時間をかけて食べる、油ものを極力減らす、米を今まで食べている量よりも減らす、寝る前3時間は何も食べないことを心がけてみてください。

患者：先生、疲れたときに栄養ドリンクを飲むのですが、やはりよくないでしょうか。

医者：そうですね。栄養ドリンクはその成分がブドウ糖を使用していることがほとんどです。健康な人が動いて疲れたときには、血糖値が低下します。この時に栄養ドリンクを飲むと、ブドウ糖は体に非常に取り込まれやすいため、血糖値が上昇して疲れがとれたような気分になるのです。しかし普段から血糖値の高い糖尿病の人が飲んでしまうと、とんでもなく血糖値が高くなってしまいます。栄養ドリンクだけでなくスポーツ飲料でも同様のことがいえますので注意してください。

患者：カロリーオフの飲料水なら飲んでも大丈夫でしょうか。

医者：カロリーオフ飲料だからといって、カロリーがないわけではありません。でもどうしても飲みたければノンカロリー・カロリーゼロを選ぶべきでしょう。基本的に甘いものに慣れると甘いものが欲しくなりますので、できるだけ抑えましょう。

患者：有難うございました。先生のお話の通りに気をつけるようにします。

医者：お大事に。

3) 대화편

의사 : 오늘 진료는 끝났습니다. 질문이 있으신가요?

환자 : 선생님, 운동요법은 어느 정도 하면 되나요?

의사 : 흔히 30분 이상을 1주일에 3회 정도 하면 좋다고 합니다만, 현대 사회에서는 특히 직장인의 경우 좀처럼 시간을 낼 수가 없지요.

이상적으로는 유산소운동을 하루 30분 이상 1주일에 3회 이상 하는 것이 좋지만, 시간 내기가 어려울 경우에는 짧은 시간이라도 좋으니 허리와 다리 근육을 사용하도록 노력합시다. 출퇴근시에는 버스 1정류장 거리를 걷거나 엘리베이터를 사용하지 않고 계단을 이용하는 등 사소한 것부터 시작하도록 합시다.

환자 : 운동을 하면 혈당치는 떨어지나요?

의사 : 운동을 하면 혈당치는 떨어집니다. 하지만 일시적으로 떨어질 뿐입니다. 운동요법의 본래 의미는 운동을 계속함으로써 근육을 사용하자는 겁니다. 근육을 사용하게 되면 혈관 내의 불필요한 포도당을 줄일 수 있는 환경이 조성됩니다. 이러한 환경을 늘이기 위해 운동을 하는 것입니다. 그러므로 계속하는 것이 중요합니다.

환자 : 선생님, 반드시 살을 빼야 한다고 말씀하셨는데 어떤 식사를 하면 살이 빠질까요?

의사 : 글쎄요. 쉽게 살을 빼라고는 하지만 어렵지요. 당뇨병에 걸리는 대부분의 사람들은 비만인 경우가 많은데요, 식사 내용을 살펴보면 대부분 단순한 과식인 경우가 많은 것 같습니다. 특히 쌀이나 면류 등 탄수화물이 많고 기름진 음식을 많이 섭취하고 있습니다. 그렇기 때문에 우선은 자신의 식사 내용을 확인해 보시기 바랍니다. 그리고 어쨌든 잘 씹고 천천히 식사를 하고 기름진 음식은 가능한 줄이고 밥의 양을 줄이고 잠자리에 들기 3시간 전에는 아무것도 먹지 않도록 해보세요.

환자 : 선생님, 피곤할 때 건강음료를 마시곤 하는데요. 아무래도 좋지 않겠지요?

의사 : 그렇지요. 건강음료는 그 성분이 포도당인 경우가 많습니다. 건강한 사람이 피곤할 때는 혈당치가 떨어집니다. 이때 건강음료를 마시면 포도당이 몸에 잘 흡수되기 때문에 혈당치가 올라가면서 피곤이 덜한 느낌이 들게 됩니다. 하지만 평상시에도 혈당치가 높은 당뇨병 환자가 마시게 되면 혈당치가 엄청나게 높아집니다. 건강음료뿐만 아니라 스포츠음료도 마찬가지이므로 주의하시기 바랍니다.

환자 : 칼로리오프 음료라면 마셔도 될까요?

의사 : 칼로리오프 음료라고 해서 칼로리가 없는 것은 아닙니다. 하지만 정말 마시고 싶을 때는 논칼로리나 칼로리제로를 드십시오. 기본적으로 단 음료에 익숙해지면 계속 마시고 싶어지므로 자제하도록 하세요.

환자 : 감사합니다. 선생님 말씀대로 조심하도록 하겠습니다.

의사 : 몸 조심하세요.

2. 외과

1) 디스크 수술

2) 대화편

1）椎間板ヘルニア

椎間板ヘルニアは20代から30代の男性に多く現れる症状です。特徴として、痛みやしびれがあります。椎間板ヘルニアは腰椎（ようつい）と頸椎（けいつい）の二種類があります。そして腰椎ヘルニアの症状が多く目立ちます。

椎間板ヘルニアは、ぎっくり腰が原因となって発症する人も少なくありません。ぎっくり腰は慢性化しやすく、時には重症となる場合もあって、悪化すると日常生活に支障が出てくるようになります。ぎっくり腰はわりと発症しやすい症状ですので、中には軽視している人が少なくありません。

ぎっくり腰の症状は、痛みだけでなく、ときにしびれや脱力感、また筋力の低下もみられます。これが椎間板ヘルニアへと進展していく契機ともなってしまうので、注意が必要です。

腰痛が原因のヘルニアは正式名称腰椎椎間板ヘルニアと呼ばれ、繊維輪に亀裂が生じ髄核が飛び出してしまうことをいいます。この状態は非常に痛いもので、激しい痛みのほかに痺れなどが起きたりもします。

よくある症状としては、激しい痛みや痺れに加え坐骨神経痛・冷感・感覚障害・腰痛・筋力の低下などが挙げられています。

自覚症状は、長時間立つことや座ることが辛く感じたり、30分以上歩くと腰痛を感じ痺れが起きたり前かがみの姿勢が辛いなど腰を中心にさまざまな苦痛を訴えるようになります。

またヘルニアの症状が悪化してしまうと、排尿障害を起こす場合もありますので、ひどい腰痛を感じた場合などはすぐさま受診することをおすすめします。

椎間板ヘルニアの治療法には一般的に保守的療法と手術療法の2種類があります。約90%が 保守的療法で治るといわれています。

方法としてはまず痛みの強い最初の1～2週間はやや硬めの寝具を使用します。そして安静にすることが大事です。たいていはこの方法で痛みが減ってきます。それに加え鎮静剤や消炎剤などを使用し、急性期の痛みを和らげていきます。

この痛みが軽減してくれば、次に温熱療法に入ります。温熱療法は極超短波とホットパック療法を使用しおこなっていくのですが、このほかにも骨盤けん引を併用することで更に効果を得ることができます。

☞ 주요 단어 및 표현

日本語	한국어	日本語	한국어
ついかんばん 椎間板ヘルニア	추간판 헤르니아	けいし 軽視	경시
いた 痛み	통증	だつりょくかん 脱力感	탈력감
しび 痺れ	저림	きんりょく ていか 筋力の低下	근력 저하
ようつい 腰椎	요추	けいき 契機	계기
けいつい 頸椎	경추	ようつう 腰痛	요통
おお めだ 多く目立つ	많이 눈에 띄다	せんいりん 繊維輪	섬유륜
ごし ぎっくり腰	허리를 삐다	きれつ 亀裂	균열
まんせいか 慢性化	만성화	ずいかく 髄核	수핵
じゅうしょう 重症	중증	ざこつしんけいつう 坐骨神経痛	좌골신경통
あっか 悪化	악화	れいかん 冷感	냉증
にちじょうせいかつ ししょう 日常生活に支障が 出る	일상생활에 지장이 생기다	かんかくしょうがい 感覚障害	감각장애

日本語	한국어	日本語	한국어
じかくしょうじょう 自覚症状	자각증상	しょうえんざい 消炎剤	소염제
まえ 前かがみ	앞으로 몸을 굽힌 자세	きゅうせいき 急性期	급성기
くつう うった 苦痛を訴える	고통을 호소하다	いた やわ 痛みを和らげる	통증을 완화시키다
はいにょうしょうがい 排尿障害	배뇨장애	けいげん 軽減	경감
ほしゅてきりょうほう 保守的療法	보존적 요법	おんねつりょうほう 温熱療法	온열요법
しゅじゅつりょうほう 手術療法	수술 요법	きょくちょうたんぱ 極超短波	극초단파
しんぐ 寝具	침구	りょうほう ホットパック療法	핫팩요법
あんせい 安静にする	안정하다	こつばん いん 骨盤けん引	골반견인
ちんせいざい 鎮静剤	진정제	こうか え 効果を得る	효과를 얻다

1) 디스크(추간판헤르니아)

디스크는 20대에서 30대 남성에게 많은 증상입니다. 특징은 통증이나 저림이 있습니다. 허리디스크는 요추와 경추의 2종류가 있습니다. 그리고 요추디스크 증상이 많이 눈에 띕니다.

디스크는 무거운 물건을 들거나 허리에 무리를 주어 허리가 삐끗하여 발병되는 경우도 적지 않습니다. 허리를 삐는 현상은 만성화되기 쉽고 때로는 중증이 되는 경우도 있으며 악화될 경우 일상생활에 지장이 생기기도 합니다. 허리를 삐는 현상은 비교적 발병되기 쉬운 증상이기 때문에 경시하는 사람이 적지 않습니다.

허리를 삐게 되면 통증뿐만 아니라 때로는 저림이나 힘이 빠지는 느낌, 또는 근력 저하도 나타납니다. 이것이 디스크로 발전되는 계기가 되기도 하기 때문에 주의가 필요합니다.

요통의 원인인 디스크는 정식명칭을 요추추간판헤르니아라고 하며 섬유륜에 균열이 생겨 수핵이 튀어나오는 것을 말합니다. 이 상태는 통증이 상당해서 심한 통증 외에도 저림 등이 일어나기도 합니다.

흔한 증상으로는 격통과 저림뿐만 아니라 좌골신경통, 냉증, 감각장애, 요통, 근력 저하 등을 들 수 있습니다.

자각증상으로는 오랜 시간 서 있거나 앉아 있는 것이 힘들거나 30분 이상 걸으면 요통을 느끼거나 저림 현상이 나타나거나 앞으로 몸을 굽히면 힘들거나 하는 등의 허리를 중심으로 하는 다양한 고통을 호소하게 됩니다.

또한 디스크 증상이 악화되면 배뇨장애를 일으키는 경우도 있기 때문에 심한 요통을 느낄 경우 등에는 바로 진찰을 받는 것이 좋습니다.

디스크 치료법에는 일반적으로 보존적 요법과 수술 요법의 2종류가 있습니다. 약 90%가 보존적 요법으로 치유된다고 할 수 있습니다.

방법은 우선 통증이 심한 1~2째주는 약간 딱딱한 침구를 사용합니다. 그리고 안정하는 것이 중요합니다. 대체로 이 방법으로 통증이 줄어들게 됩니다. 그리고 나서 진정제나 소염제 등을 사용해서 급성기 통증을 완화시킵니다.

이 통증이 경감되면 다음으로 온열요법으로 들어갑니다. 온열요법은 극초단파요법과 핫팩요법을 사용합니다만, 이 외에도 골반견인을 병용함으로써 더욱 효과를 얻을 수 있습니다.

2) 対話編

医者：今日はどうされましたか?

患者：私は椎間板ヘルニアがあるんですが、知り合いに手術を勧められて、今日は先生にご相談に参りました。

医者：そうですか。どのようなご相談ですか?

患者：レーザー治療をすれば、椎間板ヘルニアは必ず治るのでしょうか。

医者：そうですね。椎間板ヘルニアが大きかったり時間が経過して硬くなっている場合は、たったの一回のレーザーでは不十分な場合があります。その場合は、再度のレーザーで軽快される場合もあります。レーザー治療を2回行っても直らない場合は、手術の適応を考慮しなくてはなりません。

患者：そうですか。レーザー治療ですが、年齢に制限はありますか?

医者：高齢の方で効果がみられる症例も数多くあります。例えば、頚椎椎間板ヘルニアのPLDD治療、つまりレーザー治療のケースでは、20歳代の方から70歳代の方までと幅広くなっています。最も多いのは50歳代の方で、次いで60歳代の方、そして40歳代の方という順です。たしかに椎間板は、加齢によって変性が進むもので、それは治療によって変えられるものではありません。しかしPLDD治療によって脊髄神経を圧迫していた部分が引いていけば、痛みやしびれといった症状は軽減します。また、局所麻酔だけで済みますので、高血圧や糖尿病、腎障害のある方でも受けることが可能です。長期の入院もリハビリも必要なく、治療を行った日から歩けるほどですので、体力に自信のない方でも不安になることはありません。

患者：治療後に後遺症が残るということはありませんか?

医者：PLDD 治療後に何かしら不都合なことが起こったという例はきわめて稀であり、症状の軽快が得られなかった症例はごく少数です。

患者：そうですか。先生、有難うございました。それでは、日を改めて来院して治療を受けるようにします。

医者：お大事に。

2) 대화편

의사 : 오늘은 무슨 일입니까?

환자 : 저는 디스크가 있는데요, 지인이 수술을 해보면 어떠냐고 해서 오늘은 선생님에게 상담하러 왔습니다.

의사 : 그렇군요. 어떤 상담입니까?

환자 : 레이저치료를 하면 디스크는 반드시 치유됩니까?

의사 : 글쎄요. 디스크가 크거나 오랜 시간이 경과되어 경화되어 있을 경우에는 단 1회의 레이저로는 불충분한 경우도 있습니다. 이 경우는 재차 레이저시술을 함으로써 호전되는 경우도 있습니다. 레이저치료를 2번 해도 낫지 않을 경우에는 수술을 고려해야 합니다.

환자 : 그렇군요. 레이저치료는 연령 제한이 있나요?

의사 : 고령자 중에서 효과를 보시는 사례도 많습니다. 예를 들어 경추추간판헤르니아의 PLDD치료, 즉 레이저치료의 경우에 20대부터 70대까지로 폭넓게 적용되고 있습니다. 가장 많은 것은 50대이고 다음으로 60대, 그리고 40대의 순입니다. 사실 추간판은 나이가 들면서 변성이 진행되는 것이므로 치료로 바꾸지는 못합니다.

하지만 PLDD치료를 통해 척수신경을 압박하고 있는 부분을 제거해 가면 통증이나 저림과 같은 증상은 경감됩니다. 또한 극소마취만 하면 되기 때문에 고혈압이나 당뇨병, 신장장애가 있는 분이라도 치료를 받을 수 있습니다. 장기 입원이나 재활도 필요없고 치료를 받은 날부터 걸을 수 있을 정도니, 체력에 자신이 없는 분이라도 불안해하실 필요는 없습니다.

환자 : 치료 후에 후유증이 남는 경우는 없나요?

의사 : PLDD 치료 후에 어떠한 부작용이 일어났다는 사례는 지극히 드물며 증상이 호전되지 않았던 사례는 극히 소수입니다.

환자 : 그렇군요. 선생님 감사합니다. 그러면 다음에 다시 내원

해서 치료를 받도록 하겠습니다.

의사 : 몸 조심하세요.

3. 성형외과

1) 눈의 쁘띠성형

2) 코 성형

3) 대화편

1）目のプチ整形

初対面の人と話をするとき、ほとんどの人は相手の「目」を見るのではないでしょうか。「目は口ほどにものを言う」といいますが、相手の目を見てその人がどんな人かを知ろうとする心理からではないでしょうか。

東洋人は西洋人に比べ、一重まぶたが多いですが、切れ長な目元も魅力的ですが、反面キツイ印象や暗い印象を与えてしまうという悩みも多く聞きます。二重まぶたにして、やわらかな印象になりたいという女性の多くがプチ整形に興味を持っているようです。

一重まぶたを二重にする最もポピュラーな施術法に埋没法があります。埋没法はメスを使わない手術で、現在の二重まぶた手術の主流といえる方法です。非常に細い糸をまぶたの中に何ヵ所か固定します。糸はすべてまぶたの中に埋没し、表面にも、裏にもでないのが正式な方法です。

手術中は、点眼の麻酔薬と注射麻酔をかけるため痛みはまったくありません。手術時間も片目で5～10分と短時間で済みます。術後の痛みは、麻酔が切れたときにジンとするくらいのものです。糸を通すために開けた穴は注射跡ほどに小さいため、術後数時間でふさがってしまいます。また、縫いこんだ糸は皮膚に埋没しているので、抜糸の必要もありません。手術後は消毒をして薬を塗布するだけで、眼帯などで保護する必要もなく、日常生活に影響は与えません。

万一、術後の結果が気に入らなかった場合、早い段階ならやり直しも可能です。その場合、糸の癖がまぶたにつかない2ヵ月以内に行うのが良いでしょう。

☞ 주요 단어 및 표현

日本語	한국어	日本語	한국어
初対面(しょたいめん)	첫 대면	注射麻酔(ちゅうしゃますい)	주사 마취
一重(ひとえ)まぶた	홑꺼풀	片目(かため)	한쪽 눈
切(き)れ長(なが)な目元(めもと)	눈초리가 긴 눈매	麻酔(ますい)が切(き)れる	마취가 풀리다
キツイ印象(いんしょう)	당차 보이는 인상	ジンとする痛み	둔한 통증
暗(くら)い印象(いんしょう)	어두운 인상	糸(いと)を通(とお)す	실을 꿰다
二重(ふたえ)まぶた	쌍꺼풀	皮膚(ひふ)	피부
やわらかな印象(いんしょう)	부드러운 인상	抜糸(ばっし)	실을 뽑음
プチ整形(せいけい)	쁘띠성형	消毒(しょうどく)	소독
施術法(しじゅつほう)	시술법	塗布(とふ)	도포
埋没法(まいぼつほう)	매몰법	眼帯(がんたい)	안대
点眼(てんがん)	점안	日常生活(にちじょうせいかつ)に影響(えいきょう)を与(あた)える	일상생활에 영향을 주다
麻酔薬(ますいやく)	마취약	やり直(なお)し	(수술을) 다시 함

1) 눈의 쁘띠성형

사람을 처음 만날 때 대부분의 사람은 상대방의 '눈'을 봅니다. '눈은 입만큼 이야기를 한다'고 합니다만 상대방의 눈을 보고 그 사람이 어떤 사람인지를 알려는 심리 때문이 아닌가 싶습니다.

동양인은 서양인에 비해 쌍꺼풀이 없는 경우가 많습니다만 눈초리가 긴 눈매도 매력적입니다만 반면 당차 보이는 인상이나 어두운 인상을 준다는 고민도 많이 듣습니다. 쌍꺼풀이 되어 부드러운 인상이 되고 싶다는 대부분의 여성은 쁘띠성형에 관심을 갖고 있는 것 같습니다.

홑꺼풀을 쌍꺼풀로 하는 가장 대중적인 시술법에 매몰법이 있습니다. 매몰법은 메스를 사용하지 않는 수술로 현재의 쌍꺼풀 수술의 주류라고 할 수 있는 방법입니다. 매우 가는 실을 눈꺼풀 속 몇 곳에 고정시킵니다. 실은 모두 눈꺼풀 속에 매몰되어 표면에도 속에도 보이지 않는 것이 정식 방법입니다.

수술 중에는 점안액 마취약과 주사 마취를 하기 때문에 통증은 전혀 없습니다. 수술시간도 한쪽 눈에 5 ~ 10분으로 짧은 시간이면 됩니다. 수술 후 통증은 마취가 풀렸을 때 둔한 통증을 느끼는 정도입니다. 실을 꿰기 위해 뚫은 구멍은 주사자국 정도로 작기 때문에 수술 후 몇 시간 만에 덮혀 버립니다. 또한 꿰맨 실은 피부에 매몰되어 있기 때문에 뽑을 필요도 없습니다. 수술 후에는 소독하여 약을 도포하기만 하면 되며 안대 등으로 보호할 필요도 없고 일상생활에 영향을 주지 않습니다.

만일 수술 결과가 마음에 들지 않을 경우에는 이른 단계라면 다시 수술할 수도 있습니다. 이 경우 실 자국이 눈꺼풀에 남지 않는 2개월 이내에 재수술하는 것이 좋습니다.

2) 鼻の整形

鼻の手術で最もポピュラーなのが、鼻筋を高くするための隆鼻術。希望に合わせてデザインした「プロテーゼ」と呼ばれる人工補填物を挿入する方法です。以前は、象牙を鼻骨の上に固定したり、液状のパラフィンやシリコンを注射する方法が主で、数年後に鼻が崩れてしまったり、挿入した素材が浮き出たり、液体が皮膚組織に混入してしまうというトラブルも多くありました。

現在は、水に溶けない合成樹脂のシリコンを使用しています。人工関節や心臓の人工弁にも使用されているもので、体内の組織に混入することもなく安全です。また、自由に形を作りやすい硬さのため、微妙なラインも作れ、より理想的な鼻の形に仕上げることができます。術後 2 週間から 1 ヵ月でプロテーゼを入れているのをまったく忘れてしまうほどの自然な感触が得られるはずです。

鼻の手術で大切なのは、事前お打ち合わせです。シミュレーション等で確認しながら、医者がイメージをつかみやすいようにできるだけ具体的に希望を告げることで、トラブルを回避し、満足できる形を手に入れることができるでしょう。

手術方法は、右の鼻の中を 3～4㎜ 切開し、そこにシリコンプロテーゼを鼻筋に通すように挿入し、最後に切開した部分を 2～3 針縫い合わせます。手術時間は 20 分程度で、傷が外から見えることはありません。また、プロテーゼはシリコンの他に、耳などから自分自身の軟骨や筋膜などを移植して使う場合もあります。

☞ **주요 단어 및 표현**

日本語	한국어	日本語	한국어
はなすじ 鼻筋	콧날	ごうせいじゅし 合成樹脂	합성수지
りょうびじゅつ 隆鼻術	융비술	じんこうかんせつ 人工関節	인공관절
プロテーゼ	프로테제	じんこうべん 人工弁	인공변
じんこうほてんぶつ 人工補填物	인공보충물	びみょう 微妙	미묘
そうにゅう 挿入	삽입	りそうてき 理想的	이상적
ぞうげ 象牙	상아	しあ 仕上げる	마무리하다
びこつ 鼻骨	비골(코뼈)	う あ 打ち合わせる	협의하다
パラフィン	파라핀	シミュレーション	시뮬레이션
シリコン	실리콘	かいひ トラブルを回避する	트러블을 회피하다
ちゅうしゃ 注射	주사	せっかい 切開	절개
はな くず 鼻が崩れる	코가 무너지다	ぬ あ 縫い合わせる	봉합하다
ひふそしき 皮膚組織	피부조직	なんこつ 軟骨	연골
こんにゅう 混入	혼입	きんまく 筋膜	근막
みず と 水に溶ける	물에 녹다	いしょく 移植	이식

2) 코 성형

코 수술로 가장 대중적인 것이 콧날을 세우기 위한 융비술입니다. 희망에 맞춰 디자인한 '프로테제'라고 불리는 인공보형물질을 삽입하는 방법입니다. 예전에는 상아를 코뼈 위에 고정시키거나 액상 파라핀이나 실리콘을 주사하는 방법이 주였고 몇 년 후에 코가 무너져 내리거나 삽입된 소재가 드러나거나 액체가 피부조직에 혼입되어 버리는 트러블도 많았습니다.

현재는 물에 녹지 않는 합성수지 실리콘을 사용하고 있습니다. 인공관절이나 심장 인공변에도 사용되고 있으며 체내 조직에 혼입되는 경우도 없이 안전합니다. 또한 자유자재로 형태를 만들기 쉬운 단단함을 가졌으며 미묘한 라인도 만들 수 있고 보다 이상적인 코 모양으로 만들 수 있습니다. 수술 후 2주일에서 1달 정도면 프로테제가 들어 있는 것을 완전히 잊어 버릴 정도로 자연스러운 감촉을 얻을 수 있을 것입니다.

코 수술에서 중요한 것은 사전 협의입니다. 시뮬레이션 등으로 확인하면서 의사가 이미지를 파악할 수 있도록 가능한 구체적으로 희망사항을 전달하면 트러블을 피하고 만족할 수 있는 형태를 얻을 수 있을 것입니다.

수술 방법은 오른쪽 콧속을 3~4mm 절개하여 그곳에 실리콘 프로테제를 콧날에 통과시키듯 삽입하여, 마지막으로 절개된 부분을 2~3바늘 봉합합니다. 수술 시간은 약 20분 정도로 상처가 보이는 일은 없습니다. 또한 프로테제는 실리콘 외에 귀 등 자신의 연골이나 근막 등을 이식하여 사용하는 경우도 있습니다.

3) 対話編

医者：今日はどうされましたか。

患者：脂肪吸引法に関心があって、相談させて頂きたくて来院しました。

医者：そうですか。どのようなことですか。

患者：私は幼い頃から肥満タイプで、どんなダイエット法も効果がありませんでした。私のような肥満タイプでも脂肪吸引を用いれば、ほっそりした体型になれますか?

医者：脂肪吸引は、体の部分によってできる場所とできない場所があり、吸引できる脂肪も皮下脂肪のみです。筋肉の間や内臓の周囲についている脂肪は吸引できません。ただし、肩から二の腕にかかるライン、腹部、太ももとふくらはぎの脂肪吸引をおこなえば、ほっそりした印象になると思われます。一度に広い範囲を脂肪吸引すると、それだけ体への負担も大きくなるので、数回に分けて行うほうが良いでしょう。

患者：一度の脂肪吸引で、どのくらいの脂肪が取り出せますか?

医者：吸引する場所や体質によって、吸引できる脂肪量にはかなりの差が出ます。例えば、腹部だと平均して2kg程度と考えてよいでしょう。脂肪は外側から見た印象とは違って、多かったり少なかったりするため事前にどれくらい吸引できるとは言いがたいです。でも、脂肪が多すぎて吸引できないということはありませんので、ご安心ください。

患者：手術は、痛くありませんか。

医者：顔など狭い範囲の脂肪吸引以外、手術時は原則的に全身麻痺をかけるので、まったく痛みはありません。手術後は、筋肉痛のような痛みがある場合がありますが、長くても1週間程度で感じなくなります。また、痛みが消えても完治するまで、その部分が硬くなります。これは打ち身や打撲痛が治っていくときと同じ状況と思っていただければ、わかりやすいでしょう。

患者：一度にたくさんの脂肪を除去すると、皮膚がたるんだりしませんか?

医者：一時的に皮膚がたるむケースもあります。年齢が若いほど、時間の経過と共に自然に皮膚が収縮して、脂肪のない体になじんでいきます。年齢の高い方の場合は、皮膚の戻りが遅くなったり、戻りきらないこともあります。脂肪吸引は、若い人の方が早く効果が得られるといってよいでしょう。

患者：脂肪の量によって料金が高くなるということはありますか?

医者：脂肪の量によって、料金が高くなるということはありません。脂肪吸引する場所によって、費用が異なるだけです。ただし、ひざ裏という同じ場所からアプローチする太ももやふくらはぎなどは、別々に施術するよりあわせて行った方がリーズナブルに済ませることができます。

患者：先生、詳しい説明有難うございました。よく考えてから、手術するかどうか決めたいと思います。

医者：ご家族の方ともよく相談して決めてくださいね。

3) 대화편

의사 : 안녕하세요. 무슨 일로 오셨나요?

환자 : 지방흡입술에 관심이 있어서 상담하려고 내원했습니다.

의사 : 그렇군요. 어떠한 내용인가요?

환자 : 저는 어렸을 때부터 비만이어서 어떤 다이어트법도 효과가 없었습니다. 저 같은 비만의 경우에도 지방흡입술로 날씬한 체형이 될 수 있나요?

의사 : 지방흡입은 신체 부위에 따라 수술이 가능하기도, 불가능하기도 하고 흡입 가능한 지방도 피하지방에 한정됩니다. 근육 사이나 내장 주변의 지방은 흡입할 수 없습니다. 단 어깨에서 위팔 부분에 걸친 라인, 복부, 대퇴부와 종아리의 지방흡입을 하면 날씬한 느낌을 줄 수 있을 것이라 생각합니다. 한꺼번에 넓은 범위를 지방흡입하면 그만큼 신체에 주는 부담도 커지기 때문에 수차례에 나누어서 받는 것이 좋습니다.

환자 : 한 번의 지방흡입으로 어느 정도 지방을 빼낼 수 있습니까?

의사 : 흡입하는 부위나 체질에 따라 흡입 가능한 지방량에는 상당히 차이가 있습니다. 예를 들어 복부의 경우 평균적으로 2kg 정도라고 생각하면 좋을 것입니다. 지방은 외부에서 봤을 때의 느낌과 달리 많기도 하고 적기도 하기 때문에 사전에 어느 정도 흡입이 가능하다고 말하기는 어렵습니다. 하지만 지방이 너무 많아서 흡입할 수 없는 경우는 없으니 안심하셔도 좋습니다.

환자 : 수술은 아프지 않습니까?

의사 : 얼굴 등 좁은 범위의 지방흡입 이외의 수술시에는 원칙적으로 전신마취를 하기 때문에 전혀 통증은 없습니다. 수술 후는 근육통과 같은 통증이 있는 경우가 있습니다만 길어도 1주일 정도면 증상이 사라집니다. 또한 통증이 사라져도 완치될 때까지 그 부위가 딱딱해집니다. 타

박상이나 타박통이 치유되는 것과 같은 상황이라고 생각하면 이해하기 쉬울 것입니다.

환자 : 한 번에 많은 지방을 제거하면 피부가 처지지 않나요?

의사 : 일시적으로 피부가 처지는 경우도 있습니다. 젊을수록 시간의 경과와 함께 자연스럽게 피부가 수축되어 지방 없는 몸에 익숙해집니다. 나이가 많은 분의 경우는 원상 복구가 늦거나 완전히 복구되지 않는 경우도 있습니다. 지방흡입은 젊은 사람일수록 빠른 효과를 얻을 수 있을 것입니다.

환자 : 지방량에 따라 요금이 비싸지는 경우도 있습니까?

의사 : 지방량에 따라 요금이 비싸지는 경우는 없습니다. 지방흡입하는 부위에 따라 비용이 달라질 뿐입니다. 단 무릎 뒤편에서 수술하는 대퇴부나 종아리 등은 따로 시술하기보다는 한꺼번에 하는 것이 합리적인 가격으로 할 수 있습니다.

환자 : 선생님, 상세한 설명 감사합니다. 잘 생각해 보고 수술할지 말지 결정하겠습니다.

의사 : 가족분들과 잘 상의하셔서 결정하세요.

4. 피부과

1) 모공 트러블

2) 아토피성 피부염

3) 대화편

1）毛穴トラブル

皮膚表面にある小さな毛が生える穴を毛穴といいますが、この毛穴の中には、毛包組織、汗腺、皮脂線の出口などがあり、皮膚の中でつくられた皮脂や汗を外に出す大切な役割をします。ところが、皮脂やほこり、角質のカスなどが溜まり毛穴が塞がれてしまうと、皮脂や汗を外に出すという役割を果たすことができなくなり、嫌気細菌が繁殖して、ニキビや吹き出物の原因になります。

毛穴のトラブルにはいくつかのタイプがありますので、それぞれの原因にあった適切な治療法を選んで毛穴対策をする必要があります。

まず、過剰に分泌された皮脂によるトラブルがあります。過剰に分泌された皮脂をエサとするアクネ菌の増殖や、毛穴が汚れや皮脂で詰まったりすることで皮膚が炎症を起こし、それがニキビとなります。

はじめは毛穴が閉じている状態で余分な脂肪が外に出る事が出来ずに皮膚の下にポツポツと膨らんだ状態の固い芯のある白ニキビ。次第に軽い炎症を伴ってくる赤ニキビとなってきます。黒ニキビは毛穴が角質層のアカなどで詰まってしまい皮脂が毛穴にたまり、この皮脂に汚れなどが溜まることによって次第に黒ずんでいきます。いずれも皮脂対策をして肌を清潔に保つことによって改善されていきます。

次に、毛孔角化、角栓の詰まりによるトラブルがあります。開いた毛穴に「角栓」と呼ばれる古い角質がつまり、毛穴の下で細胞が異常反応を起こし、毛孔性苔癬（毛孔性角化症）を起こす場合があります。年を経るごとに自然治癒していくことが多いのですが、あまり放っておくと古い角質が硬くなり、洗顔や美容液で取り除けず肌に残ってしまいます。ホルモン代謝異常、脂腺機能異常、ビタミンA代謝異常などが関与している可能性が指摘されており、発症の原因は遺伝ではないかとされています。治療方法としては、5%サリチル酸ワセリンを1日2～3回患部に塗る、ビタミンA軟膏を1日数回患部に塗る、尿素軟膏を1日数回患部に塗る、ケミカルピーリング（古い角質を除去する）を行う、などがあります。

最後に、毛穴周りのメラニン色素の増加によるトラブルがあります。何らかの理由（ニキビを繰り返したなど）で毛包上皮に沿って毛穴深くまでメラニン色素が増加し、毛穴周囲も含めて灰色に見えて目立つようになるものです。メラニンが増える内的要因としては、主に精神的ストレスや内臓障害、ホルモン異常（婦人病、妊娠）などがあります。また、外的要因としては紫外線があげられます。通常、メラニンはお肌の表皮細胞で角化されアカとなり自然と剥がれ落ちるか、リンパ管や血管を通って老廃物として体外へ排出されます。新陳代謝が活発な若い肌細胞の場合、自然にメラニンを排出することが可能なためお肌に溜まる心配がありません。しかし、年齢を重ねるとともに自然と排出することが難しくなってしまうため、お肌に蓄積されたメラニンが毛穴を黒ずんでいるように見せてしまうのです。

治療には美白剤の使用、ピーリング、イオン導入などやカーボン・レーザー照射などが行なわれます。

☞ 주요 단어 및 표현

日本語	한국어	日本語	한국어
けあな 毛穴	모공	きん アクネ菌	아쿠네균
もうほうそしき 毛包組織	모포조직	ぞうしょく 増殖	증식
かんせん 汗腺	땀샘	ポツポツ	오돌도돌
しせん 脂腺	지선	ふく 膨らむ	부풀다
あせ 汗	땀	しん 芯	심
ほこり	먼지	しろ 白ニキビ	하얀 여드름
かくしつ 角質	각질	あか 赤ニキビ	붉은 여드름
た カスが溜まる	찌꺼기가 쌓이다	くろ 黒ニキビ	거무스름한 여드름
けんきさいきん 嫌気細菌	혐기세균	かくしつそう 角質層	각질층
はんしょく 繁殖	번식	アカ	때
ニキビ	여드름	くろ 黒ずむ	거무스름해지다
ふ　でもの 吹き出物	뾰루지	せいけつ　たも 清潔に保つ	청결하게 유지하다
けあなたいさく 毛穴対策	모공대책	もうこうかくか 毛孔角化	모공각화
かくせん 角栓	각전	けあなまわ 毛穴周り	모공 주변
いじょうはんのう 異常反応	이상반응	しきそ メラニン色素	멜라닌 색소

日本語	한국어	日本語	한국어
もうこうせいたいせん 毛孔性苔癬	모공성태선	もうほうじょうひ 毛包上皮	모포상피
しぜんちゆ 自然治癒	자연치유	ないてきようぃん 内的要因	내적 요인
せんがん 洗顔	세안	せいしんてき 精神的ストレス	정신적 스트레스
びようえき 美容液	미용액	ないぞうしょうがい 内臓障害	내장 장애
たいしゃいじょう ホルモン代謝異常	호르몬대사이상	ふじんびょう 婦人病	부인병
しせんきのういじょう 脂腺機能異常	지선기능이상	にんしん 妊娠	임신
いでん 遺伝	유전	がいてきようぃん 外的要因	외적 요소
さん サリチル酸ワセリン	살리실산 바셀린	しがいせん 紫外線	자외선
かんぶ 患部	환부	かん リンパ管	림프관
にょうそなんこう 尿素軟膏	요소연고	けっかん 血管	혈관
ケミカルピーリング	케미컬 필링	ろうはいぶつ 老廃物	노폐물
しんちんたいしゃ 新陳代謝	신진대사	どうにゅう イオン導入	이온 도입
ちくせき 蓄積	축적	カーボン	탄소
びはくざい 美白剤	미백제	しょうしゃ レーザー照射	레이저 조사

1) 모공 트러블

피부 표면에 있는 작은 털이 나는 구멍을 모공이라고 하는데, 이 모공 속에는 모포조직, 땀샘, 피지선의 출구 등이 있어서 피부 속에서 만들어지는 피지나 땀을 배출하는 중요한 역할을 합니다. 그러나 피지나 먼지, 각질 찌꺼기 등이 쌓여서 모공이 막히게 되면 피지나 땀을 외부로 배출하는 역할을 할 수 없게 되어 혐기세균이 번식하여 여드름이나 뾰루지 등의 원인이 됩니다.

모공 트러블에는 몇 가지 유형이 있으므로 각각의 원인에 맞는 적절한 치료법을 선택하여 모공대책을 할 필요가 있습니다.

우선 과잉 분비된 피지로 인한 트러블이 있습니다. 과잉 분비된 피지를 먹이로 하는 아크네균의 증식이나 모공이 먼지나 피지로 막히게 되어 피부가 염증을 일으켜 이것이 여드름이 됩니다.

처음에는 모공이 닫힌 상태에서 여분의 지방이 외부에 배출되지 못하고 피부 아래에 오돌토돌하게 부풀어 딱딱한 심이 있는 하얀 여드름이 점차 가벼운 염증을 동반하는 붉은 여드름이 됩니다. 검은 여드름은 모공이 각질층의 때 등으로 막혀 피지가 모공에 쌓이고 이 피지에 먼지 등이 쌓이면서 점차 거무스름해집니다. 어느 경우든 피지대책을 하고 피부를 청결하게 유지하면 점차 개선됩니다.

다음으로 모공각화, 각전 쌓임으로 인한 트러블이 있습니다. 열린 모공에 '각전'이라 불리는 묵은 각질이 막혀 모공 속 세포가 이상반응을 일으켜 모공성태선(苔癬, 모공성각화증)이 일어나는 경우가 있습니다. 세월이 지나면서 자연 치유되는 경우가 많습니다만, 오랫동안 방치해 두면 묵은 각질이 딱딱해져서 세안이나 미용액으로도 제거하지 못해 피부에 남게 됩니다. 호르몬 대사이상, 지선기능이상, 비타민A 대사이상 등과 관련이 있을 가능성이 높은 것으로 지적되고 있으며 발생원인은 유전일 수 있다는 지적이 있습니다. 치료방법은 5% 살리실산 바셀린을 하루에 2~3번 환부에 바르거나, 비타민A 연고를 하루에 수차례 환부에 바르거나, 요소연고를 하루 수차례 환부에 바르거나, 케미컬 필링(묵은 각질 제거)을 하는 등의 방법이 있습니다.

마지막으로 모공 주변의 멜라닌 색소 증가로 인한 트러블이 있습니다. 어떠한 이유로 인해(여드름이 되풀이 발생하는 등) 모포상피를 따라 모공 깊숙이 멜라닌 색소가 증가하여 모공 주변을 포함하여 회색으로 눈에 띄게 하는 경우입니다. 멜라닌이 증가하는 내적 요인으로는 주로 정신적 스트레스와 내장장애, 호르몬 이상(부인병, 임신) 등이 있습니다. 또한 외적 요인으로는 자외선을 들 수 있습니다. 일반적으로 멜라닌은 피부 표피세포로 각화되어 때로 자연스럽게 벗겨지거나 림프관이나 혈관을 통해 노폐물이 되어 체외로 배출됩니다. 신진대사가 활발한 젊은 피부세포의 경우 자연스럽게 멜라닌을 배출할 수 있기 때문에 피부에 쌓일 걱정은 없습니다. 그러나 나이가 들수록 자연스럽게 배출하는 것이 어려워지기 때문에 피부에 축적된 멜라닌이 모공을 칙칙하게 보이게 하는 것입니다.

치료에는 미백제 사용, 필링, 이온 도입 등이나 탄소를 이용한 레이저 조사 등이 있습니다.

2) アトピー性皮膚炎

アトピー性皮膚炎は、良くなったり、悪くなったりを繰り返す、かゆみのある湿疹がでる病気で、患者の多くはアトピー体質を持っています。

普通は幼小児期に症状が出てきて、その症状は年齢とともに変化していきます。乳幼児期には顔面、頭部などにジュクジュクした湿疹を生じますが、学童期には肘、膝の裏などを中心にカサカサした湿疹がみられるようになります。かゆみも強く、引っ掻き傷がたくさんみられます。

合併症として、IgE が病気に関係する他のアトピー性疾患、すなわち喘息（ぜんそく）やアレルギー性鼻炎を伴うこともあります。また、皮膚のバリア機能低下の結果、とびひ、みずいぼなど様々な皮膚の感染症がみられます。眼の合併症も重要で、眼のまわりの湿疹を繰り返し叩いたり擦ったりする刺激により、網膜剥離（もうまくはくり）や白内障が生じます。

皮膚に炎症が生じている時には、アレルギー性炎症の悪循環が起こって炎症が広がっているので、これを断ち切るには抗炎症作用と免疫抑制作用を備えた副腎皮質ステロイド薬の外用により早期に治療することで、皮膚のダメージを最小限に食い止める必要があります。炎症が鎮まった後は、バリア機能を強くして、刺激が加わっても跳ね返すように保湿剤外用を中心にしっとりした皮膚を保つスキンケアが大事です。

アトピー性皮膚炎は遺伝的な病気なので、何かをすることで完治してしまうという根本治療はありません。しかし、一生治らないというわけではありません。皮膚のバリア機能だけをとっても年齢とともに強くなっていきますので、アトピー性皮膚炎は年齢とともに自然によくなっていくのがむしろ特徴である病気です。いつの時期に症状が目立たなくなるかということについては、個人差があり、学童期までに自然に落ち着く場合が多いのですが、一部の方は成人になったあとも症状が続くことがあります。しかし、成人の方でも年齢とともに症状は軽くなっていきます。ただし、よくなったといっても、刺激に敏感であるという素質はある程度残ります。いずれにしても、アトピー性皮膚炎は年齢とともに症状が自然に目立たなくなる病気であることには間違いありませんので、適切な外用療法を中心とした治療を行っていくことが肝要です。

☞ 주요 단어 및 표현

日本語	한국어	日本語	한국어
せいひふえん アトピー性皮膚炎	아토피성 피부염	ひざ うら 膝の裏	무릎 뒤쪽
かゆみ	가려움	カサカサ	까칠까칠
しっしん 湿疹	습진	ひ か きず 引っ掻き傷	긁힌 자국/상처
たいしつ 体質	체질	がっぺいしょう 合併症	합병증
ふつう 普通	보통	ぜんそく 喘息	천식
ようしょうじき 幼小児期	유아기/소아기	びえん 鼻炎	비염
ねんれい 年齢	연령	きのう バリア機能	방어기능
にゅうようじき 乳幼児期	영유아기	とびひ	농가진
がんめん 顔面	안면	みずいぼ	물사마귀
とうぶ 頭部	두부	かんせんしょう 感染症	감염증
ジュクジュク	질금질금	たた 叩く	두드리다
がくどうき 学童期	학동기	こす 擦る	문지르다
ひじ 肘	팔꿈치	しげき 刺激	자극

日本語	한국어	日本語	한국어
もうまくはくり 網膜剥離	망막박리	しっとり	촉촉함
はくないしょう 白内障	백내장	スキンケア	스킨케어
あくじゅんかん 悪循環	악순환	いでんてき 遺伝的	유전적
た き 断ち切る	단절하다	かんち 完治	완치
こうえんしょうさよう 抗炎症作用	항염증작용	こんぽんちりょう 根本治療	근본치료
めんえきよくせいさよう 免疫抑制作用	면역억제작용	ねんれい 年齢とともに	나이가 들면서
ふくじんひしつ 副腎皮質	부신피질	めだ 目立たなくなる	눈에 띄지 않게 되다
ダメージ	손상	こじんさ 個人差	개인차
さいしょうげん く と 最小限に食い止める	최소한으로 막다	お つ 落ち着く	진정되다
しず 鎮まる	진정되다	しょうじょう かる 症状が軽くなる	증상이 가벼워지다
は かえ 跳ね返す	극복하다, 되받아치다	そしつ 素質	소질
ほしつざいがいよう 保湿剤外用	보습제외용	かんよう 肝要	중요

2) 아토피성 피부염

아토피성 피부염은 좋아졌다 나빠졌다를 되풀이하는 가려움을 동반하는 습진이 생기는 병으로 환자의 대부분은 아토피체질을 가지고 있습니다.

보통은 영유기/소아기에 증상이 나타나며 그 증상은 나이와 함께 변화합니다. 영유아기에는 안면, 두부 등에 질금질금한 습진이 발생합니다만, 학동기에는 팔꿈치, 무릎 뒤쪽 등을 중심으로 까칠까칠한 습진이 보이게 됩니다. 가려움도 강해서 긁힌 자국이 많이 보입니다.

합병증으로는 IgE와 관련이 있는 다른 아토피성 질환, 즉 천식이나 알레르기성 비염을 동반하는 경우도 있습니다. 피부의 방어기능이 저하되면서 그 결과 농가진, 물사마귀 등 다양한 피부 감염증이 나타납니다. 눈의 합병증도 중요한데 눈 주변의 습진을 계속 두드리거나 문지르는 등의 자극으로 인해 망막박리나 백내장이 발생됩니다.

피부에 염증이 있을 때에는 알레르기성 염증의 악순환으로 인해 염증이 번지기 때문에 이를 근절하기 위해서는 항염증작용과 면역억제작용을 겸비한 부신피질스테로이드 외용약으로 조기에 치료하여 피부손상을 최소한으로 막을 필요가 있습니다. 염증이 진정된 후에는 방어기능을 강화하여 자극이 가해져도 극복할 수 있도록 보습제 외용을 중심으로 촉촉한 피부를 유지하는 스킨케어를 하는 것이 중요합니다.

아토피성 피부염은 유전적 질환이기 때문에 어떠한 방법을 통해 완치시키는 근본치료는 없습니다. 그러나 평생 치유할 수 없는 것은 아닙니다. 피부 방어기능만을 보더라도 나이가 들면서 강해지기 때문에 아토피성 피부염은 나이와 함께 자연스럽게 개선되는 것이 도리어 특징이라고 할 수 있는 병입니다. 어느 시점에 증상이 눈에 띄지 않게 되는가에 대해서는 개인차가 있거나 학동기 전에 자연스럽게 사그라지는 경우가 많습니다만, 일부는 성인이 된 후에 증상이 계속되는 경우도 있습니다. 그러나 성인의 경우에도 나이가 들수록 증상은 가벼워집니다. 그러나 좋아진다 하더라도 자극에 민감하다는 소질은 어느 정도 남게 됩니다. 어찌되었든 아토피성 피부염은 나이가 들

수록 증상이 자연스럽게 사그라지는 병이라는 것에는 틀림이 없으므로 적절한 외용요법 중심의 치료를 하는 것이 중요합니다.

3) 対話編

医者：どうされましたか?

患者：にきびで悩んでいるのですが、治療できるでしょうか。

医者：まず、皮膚の状態を調べてみましょう。
額と顎周りに化膿性にきびが多く、T ゾーン辺りの毛穴がかなり広がっています。にきび跡や色素沈着もかなりありますね。

患者：はい。それで、実は皮膚科にも色々行ってみたんですが、ほとんど効果がないんです。

医者：にきびは、根気強く治療または管理することが重要です。最も代表的なのが薬物治療、カーボン・レーザー治療によって皮脂を減らし、角質を除くことで傷跡をなくす方法です。でも、今のところ一回だけの治療で効果が得られる方法はありません。根気強く治療を受けなければなりません。また、事前ににきび跡ができないよう予防することが何よりも大事です。

患者：そうですか。毛穴の広がりを治することはできますか?

医者：一度広がってしまった毛穴はを小さくすることは難しいです。ですから、毛穴もやはりしっかり管理することで、これ以上広がらないようにすることが大事です。

患者：どのくらいの治療で、効果がでてきますか?

医者：一週間に一回ずつ、4 回程度治療すればぶつぶつした化膿性にきびはかなり減ってくるでしょう。以降、三ヶ月程度根気強く治療すれば、にきび再発の可能性を大きく減らすことができ、状態によって来院していただく間隔も長くなってくると思います。短くて一ヶ月、長くて三ヶ月程度は、一週間に一回来院していただければ、ご満足いただける程の結果を得ることができるはずです。

3) 대화편

의사 : 어떻게 오셨나요?

환자 : 여드름 때문에 왔는데요, 치료가 가능할까요?

의사 : 우선 피부 상태를 한 번 살펴보겠습니다.
이마와 턱 주위에 화농성 여드름이 많고, T존 부위의 모공이 많이 넓어진 상태네요. 여드름 흉터와 색소침착도 많고요.

환자 : 네, 그래서 사실 피부과를 여러 군데 가봤는데 별로 효과가 없었어요.

의사 : 여드름은 꾸준한 치료와 관리가 중요합니다. 가장 대표적인 것이 약물치료, 탄소 레이저 치료를 통해 피지를 줄이고 각질을 제거함으로써 흉터를 제거하는 것입니다. 그런데 현재로선 단 한 번의 치료로 효과를 볼 수 있는 방법은 없습니다. 꾸준히 치료를 하셔야 합니다. 또 사전에 여드름 흉터를 예방하는 것이 무엇보다 중요합니다.

환자 : 그렇군요. 넓어진 모공을 고칠 수는 있나요?

의사 : 한 번 넓어진 모공은 크기를 줄이기는 어렵습니다. 따라서 모공도 역시 확실히 관리함으로써 더 이상 넓어지지 않도록 하는 것이 중요합니다.

환자 : 치료를 얼마나 하면 효과를 볼 수 있나요?

의사 : 일주일에 한 번씩 4회 정도 치료를 하면 울퉁불퉁한 화농성 여드름이 많이 줄어들 것입니다. 이후 석 달 정도 꾸준히 치료를 하면 여드름 재발 가능성을 크게 줄이실 수 있고, 상태에 따라 내원 간격도 길어질 것이라고 생각합니다. 짧게는 한 달, 길게는 석 달 정도는 일주일에 한 번 내원하신다면 만족할 만한 결과를 보실 수 있을 겁니다.

5. 안과

1) 라식과 라섹

2) 대화편

1）レーシックとラセック

視力回復手術としては、レーシック手術が今ではもっともメジャーな手術方法といえます。しかし、レーシック手術を受けられない場合というのが存在します。たとえば、角膜の上皮が薄すぎるとレーシック手術は行えません。また、強い衝撃をうける可能性のある職業についている方、格闘家や騎手、パイロットなどは、レーシック後は、目が襲撃に弱い構造になってしまうので、レーシック手術をさけなくてはなりません。

そういった場合にラセックなどの手術が選ばれます。ラセックの場合は、角膜表面をレーシックよりも薄く切り取るために、角膜上皮が薄い方や術後の衝撃に耐えられる構造を必要とする方に向いています。しかし、そういったメリットが上げられる一方で、レーシックにはない様々なデメリットも存在しています。

ラセックは視力回復手術のなかの表面照射に属する術式で、表面照射のほかの手術と同様のメリットやデメリットがあります。

デメリットとしては、次のようなものをあげる事ができます。

・視力回復に、レーシックよりも時間がかかる

・強度の近視に適応できない

・レーシックよりも痛みを感じやすい

また、色々な考えがあり、アルコール使用による長期的なリスクを心配する意見も医師によっては指摘する場合もあります。

☞ 주요 단어 및 표현

日本語	한국어	日本語	한국어
レーシック	라식	こうぞう 構造	구조
ラセック	라섹	ひょうめん 表面	표면
しりょくかいふくしゅじゅつ 視力回復手術	시력회복수술	き　と 切り取る	잘라내다
しゅじゅつほうほう メジャーな手術方法	메이저한 수술방법	た 耐える	참다
かくまく 角膜	각막	メリット	메리트, 장점
じょうひ 上皮	상피	デメリット	디메리트, 단점
うす 薄すぎる	지나치게 얇다	ひょうめんしょうしゃ 表面照射	표면조사
つよ しょうげき 強い衝撃	강한 충격	きょうど 強度	강도
しょくぎょう 職業につく	직업을 갖다	きんし 近視	근시
かくとうか 格闘家	격투사	てきおう 適応	적응
きしゅ 騎手	기수	ちょうきてき 長期的	장기적
パイロット	조종사	リスク	리스크, 위험
しゅうげき 襲撃	습격	してき 指摘	지적

1) 라식과 라섹

시력회복수술로는 라식수술이 최근에는 가장 메이저한 수술방법이라고 할 수 있습니다. 그러나 라식수술을 받을 수 없는 경우도 존재합니다. 예를 들어 각막 상피가 지나치게 얇을 경우 라식수술은 할 수 없습니다. 또한 강한 충격을 받을 가능성이 있는 직업을 갖고 있는 분, 격투사나 기수, 조종사 등은 라식 후에는 눈이 습격에 약한 구조가 되어 버리기 때문에 라식수술은 피해야 합니다.

이러한 경우에 라섹 등의 수술을 선택할 수 있습니다. 라섹의 경우 각막 표면을 라식보다 얇게 잘라 내기 때문에 각막 상피가 얇은 경우나 수술 후 충격을 이겨 낼 수 있는 구조를 필요로 하는 분에게 맞습니다. 그러나 이러한 메리트가 있는 한편 라식에는 없는 다양한 단점도 존재합니다.

라섹은 시력회복수술 중 표면조사에 속하는 술식으로 표면조사가 아닌 다른 수술과 똑같은 장단점이 있습니다.

단점으로는 다음과 같은 것을 들 수 있습니다.

- 시력회복에 라식보다도 시간이 걸린다.
- 강한 근시에는 적응할 수 없다.
- 라식보다도 통증을 느끼기 쉽다.

또한 다양한 생각이 있어서 알코올 사용으로 인한 장기적 리스크를 걱정하는 의견도, 의사에 따라서는 지적하는 경우도 있습니다.

2) 対話編

医者：どうされましたか?

患者：目がとても腫れて痛くて、我慢ができません。

医者：両方の目が痛いのですか?

患者：右側だけです。

医者：痛み出して、どのくらいですか?

患者：二時間位です。

医者：特に理由はありますか?

患者；いいえ、特にありません。

医者：どのように痛みだしたか、詳しく説明してください。

患者：最初は蛍光灯の光の周りがぼやけて見えたんですが、その後目が赤くなってきて涙が出始めました。それから、右目が痛み始めたんですが、痛みがひどくなる一方で．．．目も良く見えないし、頭も痛いし、吐き気がして何度も吐きました。

医者：今までに、同じような経験はありますか?

患者：はい、何度かあったんですが，こんなにひどいのは初めてです。

医者：家族の方に同じような症状をお持ちの方がいますか?

患者：母が、緑内障です。

医者：あなたも緑内障のようですね。それでは、眼圧を測ってみましょう。

2) 대화편

의사 : 어디가 불편하세요?

환자 : 눈이 많이 붓고 아파서 견딜 수가 없어요.

의사 : 양쪽 눈이 모두 아프신가요?

환자 : 오른쪽만 아파요.

의사 : 아픈 지 얼마나 되셨죠?

환자 : 두 시간 정도요.

의사 : 특별한 이유가 있나요?

환자 : 아니요, 특별히 없습니다.

의사 : 어떻게 통증이 시작되었는지 자세히 말씀해 주세요.

환자 : 처음에는 형광등 불빛 주위가 어슴푸레하게 보이더니 그 다음에 눈이 빨개지고 눈물이 나기 시작했어요. 그리고는 오른쪽 눈이 아프기 시작했는데 통증이 계속 심해져서…. 눈도 잘 안 보이고 머리도 아프더니 속이 메스꺼워서 구토도 여러 번 했어요.

의사 : 예전에도 비슷한 경험이 있으세요?

환자 : 네, 몇 번 있었는데 이렇게 심한 것은 처음입니다.

의사 : 가족 분 중에 유사한 증상을 앓으신 분이 있으신가요?

환자 : 어머니가 녹내장이 있으세요.

의사 : 환자분도 녹내장이신 것 같네요. 그럼, 안압을 재보겠습니다.

6. 한방

1) 갱년기 장애

2) 대화편

1）更年期障害

更年期障害は、40 歳過ぎころから、50 代半ばごろに見られる、閉経前後の女性ホルモン減少に伴う身体的、精神的な諸症状です。とくに卵巣機能が衰えて、卵巣で作られるエストロゲンが消失することで、心と体にさまざまな影響を及ぼします。症状の出方には個人差がありますが、のぼせ、発汗、冷え、イライラ、憂鬱、不安感、不眠、めまい、動悸、頭痛などの「不定愁訴」が現れます。気力がなくなったり、物忘れがひどくなる人もいます。体の変調に加えて、子供の巣立ちや親の介護などといった家庭環境の変化や個人の性格などといった背景も影響して、つらい症状を引き起こします。また、男性も 50 歳を過ぎた頃から女性と同じような症状が現れることがあります。やはり、男性ホルモンの減少が影響しているといわれています。主にのぼせ、動悸、性欲の減退、腰痛、不眠、不安感、焦燥感といった症状が現れます。これからの生活をより豊かにするためには、自分にあった方法で前向きに過ごすことが大切です。

検査で異常が見つからないけれども多彩な自覚症状が現れる「不定愁訴」は、漢方の得意分野のひとつです。イライラや不安、不眠、気分がふさぐなどといった精神症状には「加味逍遥散（かみしょうようさん）」、頭痛やめまい、肩こり、のぼせ、下腹部の痛みには「桂枝ぶく苓丸（けいしぶくりょうがん）」、疲れやすく貧血気味で冷えもある場合は、「当帰芍薬散(とうきしゃくやくさん)」などを、個人の体質、体力、症状などにより使い分けます。

☞ 주요 단어 및 표현

日本語	한국어	日本語	한국어
こうねんきしょうがい 更年期障害	갱년기장애	こじんさ 個人差	개인차
へいけい 閉経	폐경	のぼせ	홍조
じょせい 女性ホルモン	여성호르몬	はっかん 発汗	발한
しんたいてき 身体的	신체적	ひ 冷え	냉증
せいしんてき 精神的	정신적	イライラ	짜증
しょしょうじょう 諸症状	여러 증상	ゆうつ 憂鬱	우울
らんそうきのう 卵巣機能	난소 기능	ふあんかん 不安感	불안감
きのう おと 機能が衰える	기능이 쇠퇴하다	ふみん 不眠	불면
エストロゲン	에스트로겐	めまい	어지럼증
しょうしつ 消失	소실	どうき 動悸	가슴 두근거림
えいきょう およ 影響を及ぼす	영향을 미치다	ずつう 頭痛	두통

日本語	한국어	日本語	한국어
出方(でかた)	나타나는 방식	不定愁訴(ふていしゅうそ)	부정수소
気力(きりょく)がない	기력이 없다	自覚症状(じかくしょうじょう)	자각증상
物忘(ものわす)れがひどい	건망증이 심하다	得意分野(とくいぶんや)	전문 분야
巣立(すだ)ち	독립	気分(きぶん)がふさぐ	기분이 울적하다
介護(かいご)	간호	精神症状(せいしんしょうじょう)	정신증상
つらい	힘들다	加味逍遥散(かみしょうようさん)	가미소요산
引(ひ)き起(お)こす	일으키다	肩(かた)こり	어깨 결림
性欲(せいよく)の減退(げんたい)	성욕감퇴	下腹部(かふくぶ)の痛(いた)み	하복부 통증
腰痛(ようつう)	요통	桂枝(けいし)ぶく苓丸(りょうがん)	계지복령환
焦燥感(しょうそうかん)	초조감	疲(つか)れやすい	피로하기 쉽다
前向(まえむ)き	전향적	貧血気味(ひんけつぎみ)	빈혈기
多彩(たさい)	다채	当帰芍薬散(とうきしゃくやくさん)	당귀작약산
		使(つか)い分(わ)ける	구분하여 사용하다

1) 갱년기 장애

갱년기 장애는 40세가 지나는 무렵부터 50대 중반 경에 나타나는 폐경 전후의 여성호르몬 감소에 따른 신체적, 정신적 여러 증상을 말합니다. 특히 난소 기능이 쇠퇴되어 난소에서 만들어지는 에스트로겐이 소실되면서 마음과 몸에 다양한 영향을 미치게 됩니다. 증상에는 개인차가 있습니다만, 홍조, 발한, 냉증, 짜증, 우울증, 불안감, 불면, 어지럼증, 가슴 두근거림, 두통 등의 부정수소가 나타납니다. 기력이 없어지거나 건망증이 심해지는 사람도 있습니다. 몸의 컨디션뿐만 아니라 아이들이 독립하거나 부모를 간호하는 등 가정환경의 변화나 개인 성격 등과 같은 배경도 영향이 있으며 힘든 증상을 일으키게 됩니다.

또한 남성도 50세를 지날 무렵부터 여성과 같은 증상이 나타나는 경우가 있습니다. 역시 남성호르몬의 감소가 영향을 미치고 있는 것으로 보입니다. 주로 홍조, 가슴 두근거림, 성욕 감퇴, 요통, 불면, 불안감, 초조감 등의 증상이 나타납니다.

미래 생활을 보다 풍요롭게 하기 위해서는 자신에게 맞는 방법으로 전향적으로 생활하는 것이 중요합니다.

검사에서는 이상이 발견되지 않지만 다양한 자각증상이 나타나는 부정수소는 한방의 전문분야 중 하나입니다. 짜증이나 불안감, 불면, 기분이 울적하는 등의 정신증상에는 '가미소요산', 두통이나 어지럼증, 어깨 결림, 홍조, 하복부 통증에는 '계지복령환', 쉽게 피곤하거나 빈혈기가 있고 냉증도 있는 경우는 '당귀작약산' 등을 개인 체질, 체력, 증상 등에 따라 사용하게 됩니다.

2) 対話編

医者：どうされましたか?

患者：不眠症なんです。よく眠れません。

医者：眠れなくなって、どのくらい経ちますか?

患者：母が亡くなってからです。5年くらいになります。あの時は、本当につらかったです。

医者：不眠症は具体的にどのようにあらわれますか。

患者：寝つきが悪いんです。少しでも音がすると目が覚めますし、目が覚めてしまうと、もう眠れなくなってしまいます。以前は、一日4〜5時間程度は眠れたのですが、この2ヵ月は長くて3時間程度しか眠れません。眠っても夢を見てしまうので、睡眠の質もとても悪いです。目が覚めた後も、疲れが残っている感じです。

医者：具体的には、どのような症状がありますか?

患者：胸が苦しくて、動悸もありますし、めまいがします。なかなか寝れないので起きて新聞でも読もうとするのですが、めまいがしてしまいます。それで、横になるのですが、外が明るくなるまで寝つけず、結局目をつぶったまま朝になってしまいます。

医者：昼間はどうですか?昼寝はしていますか?

患者：昼間は全く眠れません。昼間に仕事や運動をして夜眠れるようにしているのですが、余計眠れなくなってしまって…。疲れれば疲れるほど、不眠症がひどくなるようです。

医者：お勤めはしてらっしゃいますか?

患者：会社には行かなくてはなりませんので。一日中とても疲れて、少しでも緊張すると息が苦しくなって、気力がなくなります。物忘れもひどくなりました。

医者：舌を見せてください。

患者：はい。

医者：食事はされてますか?

患者：食欲があまりないんです。一日中何も食べなくてもお腹がすきません。
でも、できるだけ沢山食べるよう心がけています。

医者：おトイレは、どうですか?

患者：下痢気味です。

医者：汗はかなりかきますか?

患者：夜はましなんですが、昼間は体を少し動かしただけでも汗をかきます。
特に、通勤の時は、朝オフィスに着くと全身汗だくになっています。

医者：寒さはどうですか?

患者：あまり寒さは感じません。ただ、暑い真夏日でもそんなに暑いとは感じません。

医者：生理はどうですか?

患者：ここ数年間、生理が 10 日位続きます。量はあまり多くないです。

医者：生理血の色はどうですか?

患者：赤いですけれども、以前より色が薄くなってきたようです。

医者：これまで薬を服用されたことはありますか?

患者：鎮静剤を飲んだことがあるんですが、量が少ないと効果がないし、沢山飲むと昼間は朦朧としてしまいます。なので、最近は飲んでいません。

2) 대화편

의사 : 어디가 불편하신지요?

환자 : 불면증이에요. 잠을 잘 못 자요.

의사 : 잠을 못 잔 지 어느 정도 됐나요?

환자 : 어머니가 돌아가시고 나서부터입니다. 5년 정도 됩니다. 그때는 정말 힘들었습니다.

의사 : 불면증은 구체적으로 어떻게 나타나나요?

환자 : 잠을 잘 못 잡니다. 조금이라도 소리가 나면 깨 버리고 깨고 나면 이제 못 잡니다. 예전에는 하루 4~5시간 정도는 잤는데 최근 2달 동안은 길어도 3시간 정도밖에 잠을 잘 수 없습니다. 잠을 자도 꿈을 꾸기 때문에 수면의 질도 나쁩니다. 깬 후에도 피곤이 남아 있는 느낌입니다.

의사 : 구체적으로는 어떤 증상이 있나요?

환자 : 가슴이 답답하고 두근거리기도 하고 어지럽습니다. 좀처럼 잠들기가 어려워서 신문이라도 읽으려고 하는데 어지럽습니다. 그래서 다시 눕기는 하는데 밖이 밝아질 때까지 잠을 잘 수가 없어서 결국 눈을 감은 채 아침이 되곤 합니다.

의사 : 낮에는 어떤가요? 낮잠은 주무십니까?

환자 : 낮에는 전혀 잠을 잘 수가 없습니다. 낮에 일이나 운동을 해서 밤에 잠을 잘 수 있도록 노력하는데 더 잠을 잘 수 없고…. 피곤하면 피곤할수록 불면증이 심해지는 것 같습니다.

의사 : 일은 하시나요?

환자 : 회사에는 가야 하니까요. 하루 종일 피곤해서 조금이라도 긴장하면 숨이 꽉 막히는 것 같고 기력도 없습니다. 건망증도 심해졌습니다.

의사 : 혀를 보여 주세요.

환자 : 네.

의사 : 식사는 하시나요?

환자 : 식욕이 별로 없습니다. 하루 종일 아무것도 안 먹어도 배가 고프지 않습니다. 그래도 가능한 한 많이 먹으려고 노력하고 있습니다.

의사 : 화장실은 어떤가요?

환자 : 설사기가 있습니다.

의사 : 땀은 많이 나나요?

환자 : 밤에는 덜한데 낮에는 몸을 조금이라도 움직이면 땀이 납니다. 특히 통근시에는 아침에 사무실에 도착하면 온 몸이 땀범벅이 되어 버립니다.

의사 : 추위는 어떤가요?

환자 : 추위는 잘 안 탑니다. 다만 아주 더운 여름에도 그다지 덥다고 느끼지는 않습니다.

의사 : 생리는 어떤가요?

환자 : 최근 수년간 생리가 10일 정도 계속됩니다. 양은 그다지 많지 않습니다.

의사 : 생리혈 색깔은 어떤가요?

환자 : 빨갛긴 한데 예전보다 색이 엷어진 것 같습니다.

의사 : 지금까지 약을 복용하신 적은 있습니까?

환자 : 진정제를 먹은 적은 있는데 양이 적으면 효과가 없고 많이 먹으면 낮에는 정신이 몽롱해집니다. 그래서 최근에는 먹지 않습니다.

7. 치과

1) 치아 미백

2) 임플란트

3) 치아 구조

4) 대화편

1) ホワイトニング

専門家による歯のホワイトニングとは、歯を白くするホワイトニング材を利用して歯に損傷を与えずに、白く輝く歯に変えたり、変色または色素沈着した歯を元の色に回復させる治療です。ホワイトニングによって明るく輝く微笑を取り戻すことができ、また対人関係においても良い関係を築くことができます。

ホワイトニング治療は、以下の方法で行われます。

- まず、歯に付着しているプラークや異物を取り除ききれいに洗浄します。
- 洗浄後、歯の表面を十分乾燥させます。
- 高濃度のホワイトニング剤を歯に塗布し、30 分～1 時間程待ちます。

（この時、反応を促進させるためにレーザーを利用します）

歯のホワイトニングには、色々な種類の酸化化合物が漂白剤として使われます。代表的な物質には、過酸化水素や過ホウ酸ナトリウムがあります。このような物質が水と結合することで発生期酸素が発生し、歯の微細な孔に入って変色をもたらす原因物質を酸化させ、目に見えない小さな物質に分解させることで漂白作用を起こします。

患者によってホワイトニングの治療効果の持続期間には差がありますが、一般的に 1～3 年程度で再治療が必要だといわれています。煙草やコーヒーなどの変色を誘発する物質を避ければ、効果はより長続きします。しかし、再度変色した場合でも、最初の状態に戻ることはありませんし、再来院して治療すれば白い歯を取り戻すことができます。

よく、ホワイトニング治療を受けると歯が弱くなると誤解されることがありますが、ホワイトニング治療は、歯を削ったり材料を貼り付けるなどの方法は使いません。また、安定性が既に立証されている薬剤のみを使います。ですから、医者の指示に従えば、大変安全な術式といえます。

☞ 주요 단어 및 표현

日本語	한국어	日本語	한국어
ホワイトニング	치아미백	と のぞ 取り除く	제거하다
そんしょう あた 損傷を与える	손상을 주다	せんじょう 洗浄	세정
かが 輝く	빛나다	かんそう 乾燥	건조
へんしょく 変色	변색	こうのうど 高濃度	고농도
しきそちんちゃく 色素沈着	색소침착	とふ 塗布	도포
ほほえみ 微笑	미소	そくしん 促進	촉진
と もど 取り戻す	되찾다	さんかかごうぶつ 酸化化合物	산화화합물
たいじんかんけい 対人関係	대인관계	ひょうはくざい 漂白剤	표백제
よ かんけい きづ 良い関係を築く	좋은 관계를 구축하다	ぶっしつ 物質	물질
ふちゃく 付着	부착	かさんかすいそ 過酸化水素	과산화수소
プラーク	플라그	か さん 過ホウ酸ナトリウム	과붕산나트륨

日本語	한국어	日本語	한국어
いぶつ 異物	이물질	けつごう 結合	결합
はっせいきさんそ 発生期酸素	발생기산소	ごかい 誤解	오해
びさい 微細	미세	けず 削る	깎다
あな 孔	구멍	は つ 貼り付ける	부착하다, 덧붙이다
ぶんかい 分解	분해	あんていせい 安定性	안정성
じぞくきかん 持続期間	지속 기간	りっしょう 立証	입증
さいちりょう 再治療	재치료	やくざい 薬剤	약제
たばこ 煙草	담배	しじ 指示	지시
ゆうはつ 誘発	유발	じゅつしき 術式	술식

1) 치아 미백

전문가에 의한 미백이란 치아를 하얗게 만들어 주는 미백제를 사용하여 치아에 손상을 주지 않고 치아를 희고 밝게 만들거나, 변색되거나 색소가 침착된 치아를 원래의 색으로 회복시켜 주는 치료입니다. 치아 미백을 통해 밝게 빛나는 미소를 되찾을 수 있고 또한 대인관계에 있어서도 좋은 관계를 구축할 수 있습니다.

미백 치료는 다음과 같은 방법으로 행해집니다.

- 먼저 치아에 붙어 있는 플라그나 이물질을 제거하여 깨끗이 세척합니다.
- 세척 후 치아표면을 충분히 건조시킵니다.
- 고농도 미백제를 치아에 바른 후 30분~1시간가량 기다립니다.
  (이때 반응을 촉진시키기 위해 레이저를 이용합니다.)

치아 미백에는 다양한 종류의 산화화합물이 표백제로 사용됩니다. 대표적 물질에는 과산화수소와 과붕산나트륨이 있습니다. 이러한 물질이 물과 결합됨으로써 발생기산소가 발생되어 치아의 미세한 구멍으로 들어가 변색을 가져오는 원인물질을 산화시켜 눈에 보이지 않는 작은 물질로 분해시킴으로써 표백작용을 일으킵니다.

환자에 따라 화이트닝 치료효과의 지속기간에는 차이가 있는데 일반적으로 1~3년 정도가 지나면 재치료가 필요하다는 보고가 있습니다. 담배와 커피 등 변색을 유발하는 물질을 피하면 효과는 보다 오래 지속됩니다. 그러나 다시 변색된 경우에도 초기 상태로 돌아가지는 않으며 재내원하여 치료를 받으면 다시 하얀 치아를 되찾을 수 있습니다.

흔히 치아 미백 치료를 받으면 치아가 약해진다고 오해하는 경우가 있는데 미백 치료는 치아를 깎거나 재료를 덧붙이는 등의 방법을 사용하지 않습니다. 또한 안정성이 이미 입증된 약제만을 사용합니다. 그러므로 치과의사의 지시에 따른다면 매우 안전한 술식이라고 할 수 있습니다.

2) インプラント

インプラントは、人工義歯または第3の歯とも呼ばれます。歯の欠損がある部位や歯を抜いた場所に人の体に適したインプラントの本体を埋め込み、自然歯の機能を回復させる歯科治療術式です。正常な機能が維持されている顎の骨と植立されたインプラント本体表面とが骨癒着した後に、インプラントの補綴を装着します。

インプラントの治療過程は、大きく手術前検査、1 次手術、2 次手術、補綴物の装着、維持管理の段階に分けることができます。1 次手術で、歯茎の中の顎の骨に入ったインプラントは骨組織がその周りに張り付き治癒・固定する期間が必要です。この期間は、正常の場合は下顎が 3 ～4 ヶ月、上顎が 5～6 ヶ月程度かかります。しかし、この期間は患者の体の状態や骨の状態によって異なります。この期間が過ぎれば、歯茎を開き歯を装着するために歯茎の外側に柱を連結する 2 次手術を行います。2 次手術は、場合によって省略されることもあり、インプラントの条件によっては必要のない場合もあります。

審美性が強調される前歯は、抜歯と同時に臨時修復物を装着することも可能なので、日常生活に支障をきたす事はありません。

☞ 주요 단어 및 표현

日本語	한국어	日本語	한국어
インプラント	임플란트	しかちりょうじゅつしき 歯科治療術式	치과치료술식
じんこうぎし 人工義歯	인공의치	せいじょう 正常	정상
けっそん 欠損	결손	あご 顎	턱
ぶい 部位	부위	ほね 骨	뼈
は　ぬ 歯を抜く	이를 뽑다	しょくりつ 植立	식립
ほんたい 本体	본체	ほねゆちゃく 骨癒着	뼈유착
う　こ 埋め込む	심다	ほてつ 補綴	보철
しぜんし 自然歯	자연치	しゅじゅつまえけんさ 手術前検査	수술전 검사
きのう 機能	기능	そうちゃく 装着	장착
かいふく 回復	회복	いじかんり 維持管理	유지관리

日本語	한국어	日本語	한국어
はぐき 歯茎	잇몸	しょうりゃく 省略	생략
ほねそしき 骨組織	뼈조직	じょうけん 条件	조건
ちゆ 治癒	치유	しんびせい 審美性	심미성
したあご 下顎	아래턱	きょうちょう 強調	강조
うわあご 上顎	윗턱	まえば 前歯	앞니
そとがわ 外側	바깥쪽	ばっし 抜歯	발치
はしら 柱	기둥	りんじしゅうふくぶつ 臨時修復物	임시수복물
れんけつ 連結	연결	にちじょうせいかつ ししょう 日常生活に支障をきたす	일상생활에 지장을 가져오다

2) 임플란트

임플란트는 인공치아 또는 제3의 치아라고도 불립니다. 치아의 결손이 있는 부위나 치아를 뽑은 자리에 인체에 적합한 임플란트 본체를 심어서 자연치의 기능을 회복시켜 주는 치과치료술식입니다. 정상적인 기능이 유지되고 있는 턱뼈와 식립된 임플란트 본체 표면이 골유착이 이루어진 후 임플란트보철을 장착하게 됩니다.

임플란트 치료과정은 크게 수술전 검사, 1차 수술, 2차수술, 보철물 장착, 유지관리의 단계로 나눌 수 있습니다. 1차 수술로 잇몸 속 턱뼈에 들어간 임플란트는 뼈 조직이 그 주위에 달라붙어 치유·고정되는 기간이 필요합니다. 이 기간은 정상적인 경우 아래턱이 3~4개월, 위턱이 5~6개월 정도 걸립니다. 하지만 이 기간은 환자의 몸 상태나 뼈 상태에 따라 달라집니다. 이 기간이 지나면 잇몸을 열고 이를 해 넣기 위해 잇몸 밖으로 기둥을 연결하는 2차 수술을 합니다. 2차 수술은 경우에 따라 생략되는 경우도 있고 임플란트의 조건에 따라서는 없는 경우도 있습니다.

심미성이 강조되는 앞니는 발치와 동시에 임시 수복물을 장착할 수도 있어 일상생활에 지장을 주지는 않습니다.

3) 歯の構造

外から見ると、歯は単純に硬い物質でできているかのように見えます。しかし、断面図を見ると特殊化された複雑な構造物であることが分かります。

치관：歯冠

치근：歯根

법랑질：エナメル質

치은：歯肉、歯ぐき

상아질：象牙質

치수강：歯髄腔

치수：歯髄

치주인대：歯周靭帯

부근관：副根管

치근단공：歯根尖孔

치조골：歯槽骨

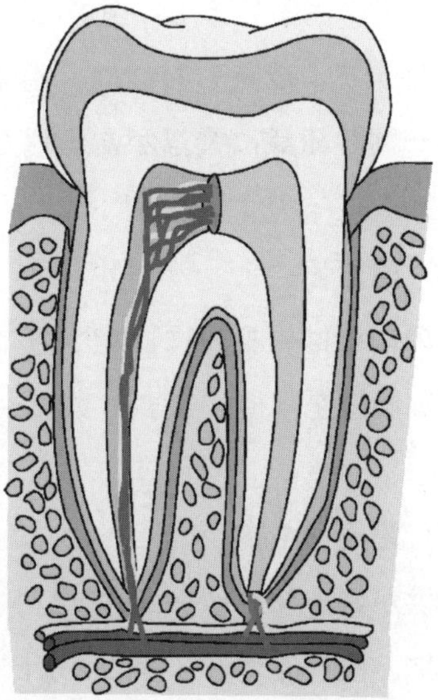

(1) エナメル質(琺瑯質)

歯を覆っている光沢のある硬い組織で、人体の中で最も硬い組織です。噛んだり、噛み砕いたり、歯ぎしりしたりするときに顎にかかる力は、約 60～70kg 位だと言われています。それだけの力がエナメル質に加えられるのです。

(2) 象牙質

歯のほとんどを構成する組織です。象牙質は触ってみると硬くてしっかりしていますが、顕微鏡で見ると微細な孔が沢山ある組織です。

唾液の中に存在する虫歯を誘発する細菌から守るため、象牙質は必ずエナメル質や人工歯冠で覆わなくてはなりません。

(3) 歯髄

血管と神経を含む軟組織です。歯髄は、歯が成長・発育する時期に栄養を歯に供給します。歯が成熟すると、歯髄の機能は感覚機能だけになります。成熟した歯は、歯髄がなくても大きな問題はありません。万が一歯髄組織に損傷がある場合、歯医者は根幹(神経)治療をします。

(4) 歯槽骨

歯の歯根は歯槽骨に固定されています。健康な歯は歯槽骨を刺激し、健康な状態を維持します。

(5) 歯周じん帯

子供が好きなメリーゴーランドの馬と土台をつなげるスプリングのように、歯を支えたり骨につなげる役割をします。歯周じん帯は、噛んだり噛み砕くなどの刺激に対し、歯と歯槽骨の間でクッションの役割を果たします。

(6) 歯茎

歯肉とも言います。歯茎は、歯頸部の周りを囲む組織です。食後の歯磨き、1日1回のデンタルフロスで歯茎を健康に保つことができます。歯茎の疾患は骨の損失をもたらす可能性があるため、特に気をつけなければなりません。歯茎の疾患は、歯根を露出させ、虫歯を促進させます。

☞ 주요 단어 및 표현

日本語	한국어	日本語	한국어
かた ぶっしつ 硬い物質	단단한 물질	しこんしょうこう 歯根小孔	치근단공
だんめんず 断面図	단면도	しそうこつ 歯槽骨	치조골
とくしゅか 特殊化	특수화	おお 覆う	덮다
ふくざつ 複雑	복잡	こうたく 光沢	광택
しかん 歯冠	치관	か 噛む	씹다
しこん 歯根	치근	か くだ 噛み砕く	깨물다
しつ エナメル質	법랑질	は 歯ぎしりする	이를 갈다
しにく、 は 歯肉、歯ぐき	치은	さわ 触る	만지다
ぞうげしつ 象牙質	상아질	けんびきょう 顕微鏡	현미경
しずいこう 歯髄腔	치수강	びさい 微細	미세
しずい 歯髄	치수	だえき 唾液	타액
ししゅうじんたい 歯周靭帯	치주인대	むしば 虫歯	충치
ふくこんかん 副根管	부근관	ゆうはつ 誘発	유발

日本語	한국어	日本語	한국어
さいきん 細菌	세균	しげき 刺激	자극
じんこうしかん 人工歯冠	인공치관	メリーゴーランド	회전목마
けっかん 血管	혈관	どだい 土台	토대
しんけい 神経	신경	スプリング	스프링
なんそしき 軟組織	연조직	クッション	쿠션
はついく 発育	발육	しけいぶ 歯頸部	치경부
えいよう 栄養	영양	かこ 囲む	둘러싸다
きょうきゅう 供給	공급	はみが 歯磨き	칫솔질
せいじゅく 成熟	성숙	デンタルフロス	치실
かんかくきのう 感覚機能	감각기능	しっかん 疾患	질환
こんかんちりょう 根幹治療	근간치료	そんしつ 損失をもたらす	손실을 가져오다
けんこう は 健康な歯	건강한 치아	かのうせい 可能性	가능성
		ろしゅつ 露出	노출

3) 치아 구조

바깥에서 보면 치아는 단지 단단한 물질로만 되어 있는 것처럼 보입니다. 그러나 단면도를 보면 특수화된 복잡한 구조물이라는 것을 알 수 있습니다.

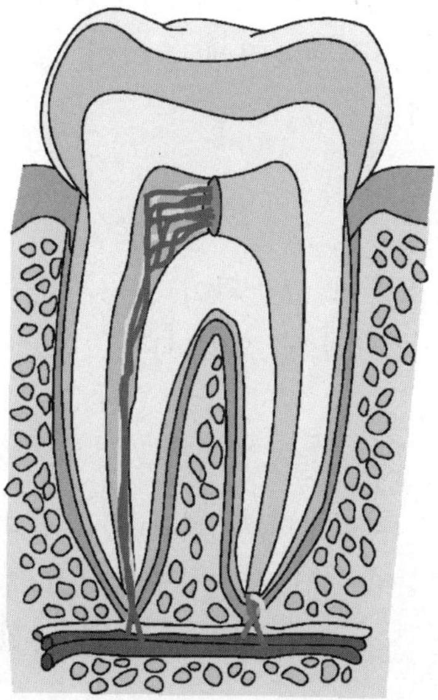

(1) 법랑질

치아를 덮고 있는 반짝이면서 단단한 조직으로 인체에서 가장 튼튼한 조직입니다. 씹거나 깨물거나 이를 갈거나 하는 경우 턱에 가해지는 힘은 약 60~70kg 정도가 된다고 합니다. 그 정도의 힘이 법랑질에 가해집니다.

(2) 상아질

치아의 대부분을 구성하는 조직입니다. 상아질은 만져 보면 딱딱하고 견고하지만, 현미경으로 보면 미세한 구멍이 많은 조직입니다. 타액 속에 존재하는 충치를 유발하는 세균으로부터 보호하기 위해 상아질은 반드시 법랑질이나 인공치관으로 덮여야 합니다.

(3) 치수

혈관과 신경을 포함하는 부드러운 조직입니다. 치수는 치아가 성장·발육하는 시기에 영양을 치아에 공급합니다. 치아가 성숙되면, 치수 기능은 감각기능 하나가 됩니다. 성숙된 치아는 치수가 없어도 큰 문제가 없습니다. 만약 치수조직에 손상이 있을 경우, 치과의사는 근간(신경)치료를 합니다.

(4) 치조골

치아의 치근은 치조골에 고정되어 있습니다. 건강한 치아는 치조골을 자극하여 건강한 상태를 유지합니다.

(5) 치주인대

아이들이 좋아하는 회전목마를 뼈대로 연결해 주는 스프링처럼, 치아를 연결시키는 역할을 합니다. 치주인대는 씹거나 깨무는 등의 자극에 대하여 치아와 치주골 사이에서 쿠션 역할을 합니다.

(6) 잇몸

치은이라고도 합니다. 잇몸은 치경부 주위를 둘러싸는 조직입니다. 식사 후에 칫솔질을 하고, 하루에 한 번 정도 치실을 사용하면, 잇몸을 건강하게 유지할 수 있습니다. 잇몸질환은 뼈의 손실을 가져오기 때문에 이것은 매우 중요합니다. 잇몸질환은 또한 치근을 노출시켜 치아를 썩게 할 수 있습니다.

4）対話編

患者：歯のホワイトニングをしたいのですが。

病院関係者：そうですか。それでは、こちらにどうぞ。

患者：最近歯が黄ばんできたので、ホワイトニングをしたいのですが、ホワイトニングについて説明してもらえますか?

病院関係者：はい。ホワイトニングとは、自然の歯の白さにこだわり、歯をけずらず薬品を使って白くする治療法です。歯自体を明るい白さに改善するという、近年まで不可能とされていたテクニックです。治療対象となるのは、神経が無い歯の黒ずみ、加齢による歯の黄ばみ、遺伝的な着色などです。

患者：治療はどのような工程で行われるのですか?

病院関係者：工程は、始めに歯の表面を清掃して、歯についている汚れを落とします。次に、歯の表面に特殊なジェル、ホワイト剤を塗付します。ジェルを塗ったら青色LEDライトを約5分間照射します。このとき、温度の上層により、反応が活性化して泡が出ます。最後に歯に残っているジェルをきれいに洗い流します。このような工程を3回繰り返して1セットとなります。1セットでも十分効果が出ますが、3日程度通えばさらに効果的です。

患者：そうですか、よく分かりました。ホワイトニングが特に良い理由などはありますか?

病院関係者：ホワイトニングは、1セットが30分程度と施術時間が早く、値段が安く、痛んだりしみたりしない、また、知覚過敏をおこしにくいという特徴があります。

4) 대화편

환자 : 치아미백을 하고 싶은데요.

병원관계자 : 그렇군요. 그럼 이쪽으로 오세요.

환자 : 최근 치아가 누렇게 변해서 치아미백을 하고 싶은데요, 치아미백에 대해서 설명해 주실 수 있나요?

병원관계자 : 네. 화이트닝이란 자연스러운 하얀 치아를 지향하면서 치아를 깎지 않고 약품을 사용해서 하얗게 하는 치료법입니다. 치아 자체를 밝고 하얗게 개선한다는 최근 들어 가능해진 기술입니다. 치료대상이 되는 것은 신경이 없는 거무스름한 치아, 나이가 들어 누렇게 변한 치아, 유전적 착색 등입니다.

환자 : 치료는 어떠한 공정으로 행해지나요?

병원관계자 : 공정은 먼저 치아 표면을 청소하고 치아에 붙어 있는 먼지를 제거합니다. 다음으로 치아 표면에 특수한 젤, 화이트닝제를 도포합니다. 젤을 바르고 나면서 청색 LED라이트를 약 5분 동안 조사(照射)합니다. 이때 온도상승으로 인해 반응이 활성화되면서 거품이 나옵니다. 마지막으로 치아에 남아 있는 젤을 깨끗하게 씻어 냅니다. 이와 같은 공정을 3회 되풀이해서 1세트가 됩니다. 1세트만으로도 충분히 효과는 나타납니다만 3일 정도 내원하시면 더욱 효과적입니다.

환자 : 그렇군요, 잘 알겠습니다. 치아미백이 특별히 좋은 이유 등은 있나요?

병원관계자 : 치아미백은 1세트가 30분 정도로 시술시간이 빠르고 가격이 싸고 아프거나 시리지 않고 또한 지각과민을 쉽게 일으키지 않는다는 특징이 있습니다.

8. 산부인과

1) 임신

2) 대화편

1) 妊娠

妊娠中に限らず、便秘に悩まされている方は多いのではないでしょうか。しかし、妊娠していないときに比べ症状が重くなったと言われる妊婦の方が多いのは、実は妊娠期には便秘になりやすくする要因がたくさんあるからなのです。

代表的な要因として、妊娠中は黄体ホルモンの影響で腸の働きが鈍くなってしまうことをあげることができます。また、妊娠初期は、つわりによる食欲不振や運動不足、ストレスなどの影響も受けます。中期以降は、おなかの中の赤ちゃんが成長するため、大きくなった子宮が大腸を圧迫して動きが低下し、さらに便秘になりやすくなります。

最近の研究で、腸の健康がからだ全体の健康に深く関わることがわかってきました。便秘になると腸内に悪玉菌が増えるため、腸内環境が悪化して様々な不調の引き金となるのです。また、生まれてくる赤ちゃんは、母親の腸内細菌の影響を受け、その細菌を引き継ぐという研究結果もあります。

栄養バランスの良い食生活を通して腸内環境を良好に保つことは、便秘の改善だけでなく免疫バランスの改善に役立ち、生まれてくる赤ちゃんの健康にもよい影響を与えます。便秘になりがちな妊娠中は特に注意して腸内環境を整えるようにしましょう。

便秘を改善するためには、散歩やマタニティ・ヨガなどの軽い運動を適度に行い、たっぷりの野菜を含むバランスの取れた食事をすることが大切です。また、朝食を決まった時間にとり、便意がなくてもトイレに座ることで、排便のリズムをつけるといいでしょう。ウォシュレットで肛門を軽く刺激するなどの小さな工夫でも腸の働きを高めることができます。他にも、朝起きたらコップ１杯の冷水を飲むようにしたり、水分を十分にとることも必要です。これらのことを意識しながら生活することが便秘改善に向けた第一歩となります。そして、睡眠をしっかりとり、ストレスをためず、心身をリラックスさせることを心がけましょう。

食事で便秘を防ぐために大切なことのひとつは、食物繊維を十分にとることです。食物繊維は腸内の善玉菌を増やし、腸の動きを活発にし、腸内環境を整えてくれます。

食物繊維を上手に摂取するコツとして、野菜や海草、果物、イモ類、豆類などを茹でたり、煮たり、炒めたりして、1日3回の食事にバランスよく取り入れることをお勧めします。1日に必要な食物繊維の目安は20～25グラムといわれていますが、外食が増えたり肉料理を好む傾向が増えたことで、食物繊維の摂取量が不足する人が多いといわれています。外食や肉料理を好まれる方は、特に意識して食物繊維を摂取する必要があるでしょう。

☞ 주요 단어 및 표현

日本語	한국어	日本語	한국어
妊娠中(にんしんちゅう)	임신 중	子宮(しきゅう)	자궁
便秘(べんぴ)	변비	大腸(だいちょう)	대장
症状(しょうじょう)が重(おも)い	증상이 심하다	圧迫(あっぱく)	압박
要因(よういん)	요인	低下(ていか)	저하
代表的(だいひょうてき)	대표적	研究(けんきゅう)	연구
黄体(おうたい)ホルモン	황체호르몬	深(ふか)く関(かか)わる	깊이 관여하다
腸(ちょう)の働(はたら)き	장의 활동	腸内(ちょうない)	장내
鈍(にぶ)る	둔해지다	悪玉菌(あくだまきん)	악성균
つわり	입덧	腸内環境(ちょうないかんきょう)	장내환경
食欲不振(しょくよくふしん)	식욕부진	不調(ふちょう)の引(ひ)き金(がね)	컨디션 악화의 계기
運動不足(うんどうぶそく)	운동부족	腸内細菌(ちょうないさいきん)	장내세균
赤(あか)ちゃん	아기	引(ひ)き継(つ)ぐ	물려받다
成長(せいちょう)	성장	研究結果(けんきゅうけっか)	연구 결과
栄養(えいよう)バランス	영양균형	朝食(ちょうしょく)	조식
食生活(しょくせいかつ)	식생활	便意(べんい)	변의
良好(りょうこう)	양호	排便(はいべん)	배변
改善(かいぜん)	개선	ウォシュレット	비데
免疫(めんえき)バランス	면역균형	肛門(こうもん)	항문

日本語	한국어	日本語	한국어
やくだ 役立つ	도움이 되다	くふう 工夫	아이디어, 노력
さんぽ 散歩	산책	れいすい 冷水	냉수
マタニティ・ヨガ	임산부 요가	すいぶん じゅうぶん 水分を十分にとる	수분을 충분히 섭취하다
かる うんどう 軽い運動	가벼운 운동	だいいっぽ 第一歩	첫걸음
てきど 適度	적당	すいみん 睡眠	수면
たっぷり	충분히	しんしん 心身	심신
やさい 野菜	야채	リラックス	릴랙스
と バランスの取れた	균형 잡힌	ゆ 茹でる	데치다, 삶다
こころ 心がける	노력하다	に 煮る	끓이다
しょくもつせんい 食物繊維	식이섬유	いた 炒める	볶다
ぜんだまきん 善玉菌	유익균	めやす 目安	기준
かっぱつ 活発	활발	がいしょく 外食	외식
ととの 整える	정돈하다	にくりょうり 肉料理	고기 요리, 고기 반찬
せっしゅ 摂取	섭취	けいこう 傾向	경향
かいそう 海草	해초	せっしゅりょう 摂取量	섭취량
くだもの 果物	과일	ふそく 不足	부족
るい イモ類	감자류	いしき 意識	의식
まめるい 豆類	콩류		

1) 임신

임신 중뿐만 아니라 변비로 고민하시는 분은 많지 않을까요. 그러나 임신 중이 아닌 경우에 비해 증상이 심해졌다고 하는 임산부 분이 많은 것은 사실은 임신 기간 중에는 변비에 걸리기 쉬운 요인이 많기 때문입니다.

대표적인 요인으로 임신 중에는 황체호르몬의 영향으로 장의 활동이 둔해지는 점을 들 수 있습니다. 또한 임신 초기에는 입덧으로 인한 식욕부진이나 운동부족, 스트레스 등의 영향도 받습니다. 중기 이후에는 뱃속 아기가 성장하기 때문에 커진 자궁이 대장을 압박하여 움직임이 저하되어 더욱 쉽게 변비에 걸리게 됩니다.

최근 연구에서 장의 건강이 몸 전체 건강과 깊이 연관되어 있다는 결과가 나왔습니다. 변비가 되면 장내 악성균이 증가하기 때문에 장내환경이 악화되면서 다양한 컨디션 악화의 계기가 되는 것입니다. 또한 태어나는 아기는 어머니의 장내세균의 영향을 받아 그 세균을 물려받는다는 연구결과도 있습니다.

영양균형이 좋은 식생활을 통해 장내환경을 양호하게 유지하는 것은 변비 개선뿐만 아니라 면역균형 개선에 도움이 되고 태어나는 아기의 건강에도 좋은 영향을 줍니다. 변비에 걸리기 쉬운 임신 중에는 각별히 주의해서 장내환경을 정돈하도록 합시다.

변비를 개선하기 위해서는 산책이나 임산부 요가 등의 가벼운 운동을 적당히 하고 충분한 야채를 포함한 균형 잡힌 식사를 하는 것이 중요합니다. 또한 조식은 정해진 시간에 먹고 변의가 없더라도 변기에 앉도록 하여 배변 리듬을 만드는 것이 좋습니다. 비데로 항문을 가볍게 자극하는 등의 작은 아이디어로도 장의 움직임을 높일 수 있습니다. 이 외에도 아침에 일어나면 냉수를 한 컵 마시거나 수분을 충분히 섭취하는 것도 필요합니다. 이러한 것들을 의식하며 생활하는 것이 변비 개선을 위한 첫걸음이 됩니다. 그리고 수면을 충분히 취하고 스트레스가 쌓이지 않도록 하며 심신을 편안하게 하도록 노력합시다.

식사를 통해 변비를 예방할 때 중요한 것 중의 하나는 식이섬유를 충분히 섭취하는 것입니다. 식이섬유는 장내 유익균을 증가시켜 장내 활동을 활발하게 하고 장내환경을 정돈해 줍니다. 식이섬유를 잘 섭취하는 비결로는 야채나 해초, 과일, 감자류, 콩류 등을 데치거나 삶거나 볶아서 하루 3끼 식사에 균형있게 섭취하는 것이 좋습니다. 하루에 필요한 식이섬유의 기준은 20~25g이라고 합니다만 외식을 많이 하거나 고기요리를 좋아하는 경향이 늘면서 식이섬유 섭취량이 부족한 사람이 많다고 합니다. 외식이나 고기요리를 좋아하는 분은 각별히 의식적으로 식이섬유를 섭취할 필요가 있습니다.

2) 対話編

医者：おめでとうございます。妊娠です。5週目ですね。

患者：まあ、ありがとうございます。

医者：次は2週間後にきてください。

患者：はい、わかりました。ところで、先生。実は、私妊娠は初めてでわからないことだらけなんです。

医者：何か分からないことや心配していることがあれば、質問して下さっても結構ですよ。

患者：では、いくつか質問させてください。まず、お薬なんですが…身体の調子が悪い時は、市販のお薬を飲んでも大丈夫ですか?

医者：自己判断で薬を飲まずに、医者に相談してから服用してください。

また、妊娠中の薬の服用については、事前に目的、効果、副作用などを医者および薬剤師から十分な説明を受け、必ず指示された使い方や回数、量を守るようにして下さい。

患者：今後病院には、どのくらい来れば良いんですか?

医者：妊娠中はからだにいろいろな変化が起こります。また、自覚症状がなく順調にみえてもトラブルが隠れていることもあります。出血や腹痛など異変を感じた時以外に、少なくとも、妊娠23週までは4週間に1回以上、妊娠24週～35週までは、2 週間に一回以上、妊娠 36 週以降は毎週1回、定期健診診査を受けに来てください。

患者：仕事をしているのですが、続けても大丈夫でしょうか。

医者：まず、家族の理解と協力を得たほうが良いですね。夫には、精神的な支えとなってもらうだけでなく、積極的に家事を分担して協力してもらった方が良いですね。職場にも早い時期に妊娠報告を行い、周囲の理解を得ながら無理をしないで仕事をすることが大切です。

何か他に質問はありますか?

患者：いいえ、分かりやすく説明していただき、有難うございます。

医者：それでは2週間後に再来院してくださいね。お大事に。

患者：有難うございます。

2) 대화편

의사 : 축하합니다. 임신 5주째네요.

환자 : 어머 감사합니다.

의사 : 다음에는 2주 후에 오세요.

환자 : 네 알겠습니다. 그런데 선생님. 사실은 저는 임신이 처음이라 모르는 것이 너무 많습니다.

의사 : 뭐든지 모르거나 걱정되는 것이 있으면 질문하셔도 됩니다.

환자 : 그럼 몇 가지 질문할게요. 우선 약인데요… 컨디션이 안 좋을 때는 시판 약을 먹어도 되나요?

의사 : 자기 판단으로 약을 마시지 마시고 의사에게 상의하고 복용하세요.
또한 임신 중 약 복용에 대해서는 사전에 목적, 효과, 부작용 등을 의사나 약사로부터 충분히 설명을 듣고 반드시 제시되는 사용방법이나 횟수, 양을 지키도록 하세요.

환자 : 앞으로 병원은 어느 정도 오면 되나요?

의사 : 임신 중에는 신체에 여러 변화가 일어납니다. 또한 자각증상이 없고 순조롭게 보여도 트러블이 숨겨져 있을 때도 있습니다. 출혈이나 복통 등 이상을 느꼈을 때를 제외하고는 적어도 임신 23주까지는 4주에 1회 이상, 임신 24~35주까지는 2주에 1회 이상, 임신 36주 이후에는 매주 1회, 정기검진을 받으셔야 합니다.

환자 : 직장을 다니고 있는데요 계속 일을 해도 될까요?

의사 : 우선 가족들의 이해와 협력을 받는 것이 좋습니다. 남편께서 정신적으로 지원해 주실 뿐만 아니라 적극적으로 가사를 분담해서 협력해 주시는 것이 좋겠지요. 직장에도 빠른 시기에 임신보고를 하고 주변 사람들의 이해를 구하면서 무리하지 않고 일을 하는 것이 중요합니다.
다른 질문이 있나요?

환자 : 아닙니다. 잘 설명해 주셔서 감사합니다.

의사 : 그러면 2주 후에 다시 내원해 주세요. 건강 조심하세요.
환자 : 감사합니다.

9. 소아과

1) 가와사키병

2) 대화편

1）川崎病

この世には、依然として原因のわからない病気がたくさんあります。日本人の子供に多い川崎病もそのひとつですが、川崎病には不思議な特徴があります。

まず、多くの場合、4 歳以下の乳幼児に多く発症し、全身の血管に炎症を起こします。症状としては、発熱、目の充血、舌や唇の充血、首のリンパ節の腫れ、体や手足の発疹などが現れます。

珍しい病気とお思いかも知れませんが、患者数は年々増えていて、ここ数年は毎年一万人以上が川崎病にかかっています。小学校一年生のおよそ 100 人に一人が川崎病にかかったことがあるという統計がある程に、川崎病は決して珍しい病気ではありません。そして適切な治療をしないと、心臓の筋肉に栄養や酸素を送る冠動脈に瘤ができるなどの合併症が見られることもあります。

統計的にも様々な特徴が見つかっています。川崎病にかかった人の男女の割合を比べてみると、女の子よりも男の子の方が 1.4 倍多く発症することがわかっています。そして日本人に圧倒的に多く、ついで韓国や台湾などの東アジア、東洋系の人々が多いアメリカでも多く見られます。ヨーロッパでは少ないことも特徴的です。さらに家族や親戚が川崎病にかかったことがあると、数倍かかりやすいとも言われています。例えば、兄弟に川崎病にかかった人がいると、およそ 10 倍かかりやすくなるという報告があります。

このような特徴から、川崎病はウイルスや細菌などによる感染症も疑われていますが、現在のところ原因不明です。

川崎病の急性期の治療については、原則として入院して薬による治療を行います。冠動脈瘤をはじめ多くの合併症を防ぐために適切な治療を早期に受ける必要があります。

治療方法としては、アスピリン療法と免疫グロブリン療法があります。

アスピリン療法は、血が固まらないようにする基本的な療法をいいます。総合的に見て、病気の程度が軽いとアスピリンだけで治療することもあります。

一方、免疫グロブリン療法は、全身の炎症を抑えて、冠動脈瘤やその他の合併症を予防する治療法で、現在では90%近くの方が受けているものです。アスピリンと免疫グロブリンを一緒に使うと冠動脈瘤の出来る割合を大幅に減らすことができます。

☞ 주요 단어 및 표현

日本語	한국어	日本語	한국어
依然として（いぜん）	여전히	舌（した）	혀
子供（こども）	아이들	唇（くちびる）	입술
川崎病（かわさきびょう）	가와사키병	首（くび）	목
不思議（ふしぎ）	불가사의	リンパ節（せつ）	림프절
特徴（とくちょう）	특징	腫れる（は）	붓다
多くの場合（おお　ばあい）	대부분의 경우	発疹（はっしん）	발진
乳幼児（にゅうようじ）	영유아	珍しい（めずら）	드물다
発症（はつびょう）	발병	統計（とうけい）	통계
全身（ぜんしん）	전신	適切（てきせつ）	적절
血管（けっかん）	혈관	心臓（しんぞう）	심장
炎症を起こす（えんしょう　お）	염증을 일으키다	筋肉（きんにく）	근육
発熱（はつねつ）	발열	栄養（えいよう）	영양
目の充血（め　じゅうけつ）	눈의 충혈	酸素（さんそ）	산소

日本語	한국어	日本語	한국어
かんどうみゃく 冠動脈	관동맥	きゅうせいき 急性期	급성기
こぶ 瘤	혹	げんそく 原則	원칙
がっぺいしょう 合併症	합병증	にゅういん 入院	입원
わりあい 割合	비율	かんどうみゃくりゅう 冠動脈瘤	관동맥류
あっとうてき 圧倒的	압도적	そうき 早期	조기
たいわん 台湾	대만	ちりょうほうほう 治療方法	치료방법
ひがし 東アジア	동아시아	りょうほう アスピリン療法	아스피린요법
とうようけい 東洋系	동양계	めんえき　りょうほう 免疫グロブリン療法	면역글로불린 요법
しんせき 親戚	친척	かた 固まる	굳다
ウイルス	바이러스	きほんてき 基本的	기본적
さいきん 細菌	세균	そうごうてき 総合的	종합적
かんせんしょう 感染症	감염증	びょうき　ていど　かる 病気の程度が軽い	병이 가볍다
げんいんふめい 原因不明	원인불명	おおはば 大幅	대폭

1) 가와사키병

이 세상에는 여전히 원인 모를 병이 많이 있습니다. 일본인 아이들에게 많은 가와사키병도 그중 하나입니다만 가와사키병에는 불가사의한 특징이 있습니다.

우선 대부분의 경우 4세 이하의 영유아에 많이 발병되며 전신 혈관에 염증을 일으킵니다. 증상으로는 발열, 눈의 충혈, 혀와 입술의 충혈, 목의 림프절 부종, 몸이나 손발의 발진 등이 나타납니다.

흔하지 않은 병이라고 생각할지 모릅니다만 환자수는 매년 증가하고 있어서 최근 수년간은 매년 1만 명 이상이 가와사키병을 앓고 있습니다. 초등학교 1학년의 약 100명 중 1명이 가와사키병에 걸린 경험이 있다는 통계가 있을 정도로 가와사키병은 결코 보기 드문 질병은 아닙니다. 그리고 적절히 치료하지 않으면 심장 근육에 영양이나 산소를 보내는 관동맥에 혹이 생기는 등의 합병증이 나타나는 경우도 있습니다.

통계적으로도 다양한 특징이 발견되고 있습니다. 가와사키병에 걸린 남녀 비율을 비교해 보면 여자아이보다 남자아이가 1.4배 많이 발병되는 것으로 알려져 있습니다. 그리고 일본인에 압도적으로 많고 뒤를 이어 한국이나 대만 등의 동아시아, 동양계 사람들이 많은 미국에서도 많습니다. 유럽에서는 적은 것도 특징적입니다. 뿐만 아니라 가족이나 친척 중에 가와사키병에 걸린 사람이 있으면 약 10배 걸릴 확률이 높다는 보고가 있습니다. 예를 들어 형제 중에 가와사키병에 걸린 사람이 있을 경우 약 10배 걸리기 쉽다는 보고가 있습니다.

이와 같은 특징 때문에 가와사키병은 바이러스나 세균 등으로 인한 감염증도 의심되고 있습니다만, 아직까지는 원인불명입니다.

가와사키병의 급성기 치료에 대해서는 원칙적으로 입원해서 약물로 치료를 합니다. 관동맥류를 비롯한 많은 합병증을 막기 위해서 적절한 치료를 조기에 받을 필요가 있습니다.

치료방법으로는 아스피린요법과 면역글로불린요법이 있습니다.

아스피린요법은 피가 굳지 않게 하는 기본적 요법을 말합니다. 종합적으로 봐서 병이 가벼울 경우 아스피린만으로 치료하는 경우도 있습니다.

한편 면역글로불린요법은 전신의 염증을 억제하여 관동맥류나 그 외 합병증을 예방하는 치료법으로 현재로서는 90% 가까운 사람들에게 행해지고 있습니다. 아스피린과 면역글로불린을 함께 사용하면 관동맥류가 생기는 비율을 대폭 줄일 수 있습니다.

2) 対話編

医者：今日はどうされましたか?お子さんは熱がありますね。

患者の母：昨日のお昼からお腹が痛いといってご飯を食べなかったんですが、夕方になって熱が出はじめました。夜中におトイレに2回行きました。便は固めでした。お腹が痛いというので、マッサージをしたんですが、夜通し高い熱が出ました。

医者：他にどこか悪いところはありませんか?

患者の母：腕や脚が痛いというので、マッサージをしました。

医者：内診してみましょう。

医者：激しい咳をするということはないですか?

患者の母：はい。

医者：口を開いてみようか。ア〜してごらん。

医者：耳も見てみましょう。

医者：口の中が充血していますね。熱風邪の場合、充血することがあります。腕や脚が痛むのも熱のせいですね。熱は2〜3日続くこともあります。薬はあまり強くないものを出しましょう。解熱剤程度です。三日後にも熱が下がらないようでしたら、再来院してください。

患者の母：抗生剤は飲まなくても良いんですか?

医者：まだ飲む必要はないと思います。三日後にも熱が下がらないようでしたら、様子を見て決めましょう。水を沢山飲ませて、十分休ませてください。

患者の母：ご飯をあまり食べてくれないんです。

医者：お腹が痛いから食べられないという訳ではないですよね。

患者の母：食欲がないようです。食べたくないと言うんです。

医者：食欲がないから食べないということでしたら、特に問題はありません。好きなものを食べさせてください。薬をちゃんと飲ませて、三日後にも熱が落ちないようでしたら、再来院してくださいね。それでは、お大事に。

患者の母：有難うございます。

2) 대화편

의사 : 오늘은 무슨 일로 오셨나요? 아이가 열이 있네요.

환자모 : 어제 점심 때부터 배가 아프다고 밥을 못 먹었는데 저녁 때부터 열이 나기 시작했어요. 밤에 화장실에 2번 갔습니다. 변은 딱딱한 편이었어요. 배가 계속 아프다고 해서 마사지를 해줬는데 밤새도록 열이 많이 났었어요.

의사 : 다른 데는 아픈 데는 없나요?

환자모 : 팔, 다리가 아프다고 해서 마사지를 해줬어요.

의사 : 내진 좀 해봅시다.

의사 : 기침을 심하게 하지는 않나요?

환자모 : 네.

의사 : 입을 벌려 볼까? 아~ 해보자.

의사 : 귀를 볼게요.

의사 : 입 안이 충혈되었네요. 열감기의 경우 충혈되는 경우도 있습니다. 팔이나 다리가 아픈 것도 열 때문인 것 같네요. 열은 2~3일 계속될 수도 있습니다. 약은 세지 않게 드릴게요. 해열제 정도입니다. 3일 후에도 열이 안 떨어지면 다시 오도록 하세요.

환자모 : 항생제는 안 먹어도 되나요?

의사 : 아직 먹을 필요는 없습니다. 3일 후에도 열이 떨어지지 않으면 상태를 보고 결정하도록 합시다. 물을 많이 먹이시고 푹 쉬도록 해주세요.

환자모 : 아이가 밥을 잘 안 먹어요.

의사 : 배가 아파서 못 먹는 것은 아니지요?

환자모 : 식욕이 없는 것 같아요. 먹기 싫다고 해요.

의사 : 식욕이 없어서 먹지 않는 것이면 특별히 문제는 없습니다. 좋아하는 것을 먹이시면 됩니다. 약 잘 먹이시고 3일 후에도 열이 떨어지지 않으면 다시 내원하세요. 그럼 건강 조심하세요.

환자모 : 감사합니다.

10. 약국

1) 외피용 살균소독약
2) 항히스타민약
3) 부인병약
4) 철결핍성 빈혈약
5) 동맥경화약
6) 강심약
7) 구충약
8) 관장약
9) 정장약
10) 소화약
11) 대화편

1）外皮用殺菌消毒薬（がいひようさっきんしょうどくやく）

外皮用殺菌消毒薬とは、主に切り傷や刺し傷、すり傷などの傷口の化膿などを防止するための薬です。液状、軟膏、エアゾール、パウダータイプなど様々なタイプのものが市販されています。

外皮用殺菌消毒薬の使い方としては、まず怪我をした箇所を流水で洗い、砂やごみなどを取り除き、薬をつけるようにします。ただし、出血している場合は止血した後に利用して下さい。なお、傷口が大きい場合や不衛生な場所での怪我などの場合は感染症の恐れもあるので、医者に相談してください。

☞ 주요 단어 및 표현

日本語	한국어	日本語	한국어
外皮用殺菌消毒薬(がいひようさっきんしょうどくやく)	외피용살균 소독약	液状(えきじょう)	액상
切り傷(き きず)	베인 상처	軟膏(なんこう)	연고
刺し傷(さ きず)	찔린 상처	エアゾール	에어졸
すり傷(きず)	찰과상	市販(しはん)	시판
傷口(きずぐち)	상처	使い方(つか かた)	사용 방법
化膿(かのう)	화농	怪我(けが)	상처
流水で洗う(りゅうすい あら)	흐르는 물에 씻다	出血(しゅっけつ)	출혈
砂(すな)	모래	止血(しけつ)	지혈
ごみ	먼지	不衛生(ふえいせい)	비위생
取り除く(と のぞ)	제거하다	感染症(かんせんしょう)	감염증
薬をつける(くすり)	약을 바르다		

2) 抗ヒスタミン薬（こうひすたみんやく）

抗ヒスタミン薬とは、アレルギー性疾患による症状を抑える対症療法薬のことです。効果は比較的早いものの、対症療法薬であることから、アレルギー自体を治療するものではありません。服薬、点鼻薬、点眼薬の 3 種類が主流です。

大きくは、アレルギー症状である花粉症などの対症療法に用いられます。症状を一時的に抑える作用がありますが、抗ヒスタミン薬は相対的に眠気を催すという副作用があることから、服用後の自動車運転や危険作業などは控えてください。また、アルコールと一緒に摂取すると催眠効果がより高まるので注意が必要です。このほかにも、総合感冒薬（風邪薬）と服用すると相互作用が起こることもあるので、使用前には必ず薬剤師に相談してください。

☞ 주요 단어 및 표현

日本語	한국어	日本語	한국어
こう　　　やく 抗ヒスタミン薬	항히스타민약	そうたいてき 相対的	상대적
せいしっかん アレルギー性疾患	알레르기성질환	ねむけ もよお 眠気を催す	졸음이 생기다
しょうじょう 症状	증상	ふくさよう 副作用	부작용
たいしょうりょうほうやく 対症療法薬	대증요법약	きけんさぎょう 危険作業	위험작업
ひかくてき 比較的	비교적	ひか 控える	피하다
ふくやく 服薬	복약	アルコール	알코올
しゅりゅう 主流	주류	せっしゅ 摂取	섭취
てんびやく 点鼻薬	점비약	さいみんこうか 催眠効果	최면효과
てんがんやく 点眼薬	점안약	そうごうかんぼうやく 総合感冒薬 かぜぐすり 風邪薬	감기약
かふんしょう 花粉症	꽃가루알레르기	そうごさよう 相互作用	상호작용
いちじてき 一時的	일시적	やくざいし 薬剤師	약제사

3）婦人病薬（ふじんびょうやく）

婦人病薬とは、主に女性ホルモン（エストロゲン）の分泌異常による各種症状を緩和させる薬です。肩こりや頭痛、冷え、便秘、ほてりなどの自律神経症状から更年期障害、月経異常、下腹部痛などの様々な症状が対象となります。

基本的には鎮痛薬に女性ホルモンバランスを整える生薬や漢方薬などが配合される場合が多いです。症状が長引く場合は医者に相談する事をお勧めします。また、妊娠中の方は服用について医者や薬剤師に相談をすることが重要です。

☞ 주요 단어 및 표현

日本語	한국어	日本語	한국어
ふじんびょうやく 婦人病薬	부인병약	かた 肩こり	어깨결림
じょせい 女性ホルモン	여성호르몬	ずつう 頭痛	두통
エストロゲン	에스트로겐	ひ 冷え	냉증
ぶんぴいじょう 分泌異常	분비이상	べんぴ 便秘	변비
かんわ 緩和	완화	ほてり	홍조
じりつしんけいしょうじょう 自律神経症状	자율신경증상	かんぽうやく 漢方薬	한방약
こうねんきしょうがい 更年期障害	갱년기 장애	はいごう 配合	배합
げっけいいじょう 月経異常	월경이상	ながび 長引く	지속되다
かふくぶつう 下腹部痛	하복부통	そうだん 相談	상담
きほんてき 基本的	기본적	にんしんちゅう 妊娠中	임신 중
ちんつうやく 鎮痛薬	진통약	ふくよう 服用	복용
しょうやく 生薬	생약		

4) 鉄欠乏性貧血薬（てつけつぼうせいひんけつやく）

鉄欠乏性貧血薬とは、「鉄欠乏性貧血」と呼ばれるタイプの貧血に対する対症療法薬です。

なお、鉄欠乏性貧血薬の効果は遅効性で服用開始から概ね 2 ヶ月以上の時間が必要となります。この期間は大して効果がなくても服用を続ける必要があります。また、その際は日ごろから鉄分の多い食事を心がけると良いでしょう。服用を 3 ヶ月以上続けても効果がない場合は、別の病気による貧血も考えられるので、医者に相談してください。

☞ 주요 단어 및 표현

日本語	한국어	日本語	한국어
てつけつぼうしょひんけつやく 鉄欠乏症貧血薬	철결핍성 빈혈약	ちこうせい 遅効性	지효성
こうか 効果	효과	おおむ 概ね	대략

5）動脈硬化薬（どうみゃくこうかやく）

動脈硬化薬とは、市販薬の場合直接的に動脈硬化を治療する薬ではなく、血清コレステロールを改善する作用があり、血管壁へのコレステロール付着を防ぐ成分が主流です。あくまでも動脈硬化の進行を遅らせたり、生活習慣病の予防程度に捉えるべきです。

実際に治療が必要となる高コレステロール血症の場合は医薬品を使用します。また、医者の治療を受けている場合は、原則として医者の指導が無い限りは、市販薬を使用しないよう気をつけましょう。

☞ **주요 단어 및 표현**

日本語	한국어	日本語	한국어
どうみゃくこうかやく 動脈硬化薬	동맥경화약	せいかつしゅうかんびょう 生活習慣病	생활습관병
しはんやく 市販薬	시판약	とら 捉える	포착하다, 생각하다
ちょくせつてき 直接的	직접적	こう　けっしょう 高コレステロール血症	고콜레스테롤혈증
けっせい 血清コレステロール	혈청 콜레스테롤	いやくひん 医薬品	의약품
けっかんへき 血管壁	혈관벽	げんそく 原則	원칙

6) 強心薬（きょうしんやく）

強心薬とは、心臓機能の衰えが原因となる各種症状を抑えるための薬です。市販薬である強心薬の場合、その作用は原因疾患がごく軽度の場合に限られます。主に、動悸や息切れなどの症状の緩和効果が期待できます。

なお、強心薬は常用する薬ではなく、あくまでも対症療法薬であるため、服用に関してはその原因をやめるといった対処の他、高血圧や心臓弁膜症などの心不全に関する病気がある場合は、そちらの治療を優先すべきです。また、使用に効果がない場合は年のせいにせず、医者に相談するようにしましょう。

☞ 주요 단어 및 표현

日本語	한국어	日本語	한국어
きょうしんやく 強心薬	강심약	こうけつあつ 高血圧	고혈압
しんぞうきのう 心臓機能	심장기능	しんぞうべんまくしょう 心臓弁膜症	심장변막증
おとろ 衰え	쇠퇴	しんふぜん 心不全	심부전
げんいんしっかん 原因疾患	원인질환	ゆうせん 優先	우선
けいど 軽度	경도	とし 年のせいにする	나이 탓으로 하다

7）駆虫薬（くちゅうやく）

駆虫薬とは、いわゆる虫下しのことです。腸内に寄生する回虫やぎょう虫を麻痺させて排出させる作用があります。駆虫薬は通常成虫にしか作用しないため、整腸を見越して複数回服用するのが原則となります。服用回数などは寄生虫により異なるため、付属の使用説明書をよく読む必要があります。

なお、寄生虫の卵は食品や手などに付着して食事と共に体に入ることになるので、１名が感染している場合、周囲の人間にも感染している恐れがあるため、家族全員が服用するのが望ましいです。また、駆虫薬は腸内で作用する薬なので、使用前は絶食し、使用後もアルコールや脂肪の多い食事は避けなくてはなりません。

☞ **주요 단어 및 표현**

日本語	한국어	日本語	한국어
くちゅうやく 駆虫薬	구충약	せいちょう 整腸	정장
むしくだ 虫下し	회충약, 구충제	みこ 見越す	예측하다
ちょうない 腸内	장내	ふくすうかい 複数回	수차례
きせい 寄生	기생	げんそく 原則	원칙
かいちゅう 回虫	회충	きせいちゅう 寄生虫	기생충
ちゅう ぎょう虫	요충	ふぞく 付属	부속
まひ 麻痺	마비	たまご 卵	알
はいしゅつ 排出	배출	しょくひん 食品	식품
さよう 作用	작용	かんせん 感染	감염
つうじょう 通常	통상	ぜっしょく 絶食	금식
せいちゅう 成虫	성충	しぼう 脂肪	지방

8) 浣腸薬（かんちょうやく）

浣腸薬とは、直腸に対して直接用いる薬でグリセリン（液状）または、ビサゴジル（坐薬）を用いるタイプがあります。整腸薬や緩下薬でも効果が無い便秘改善や宿便の排泄といった作用があります。薬を直腸に入れてすぐ排便すると薬が外に出てしまい効果が薄まるので、便意が強くなるまで我慢する必要があります。乳児や妊婦が利用する場合は事前に医者や薬剤師に相談しましょう。

☞ 주요 단어 및 표현

日本語	한국어	日本語	한국어
かんちょうやく 浣腸薬	관장약	しゅくべん 宿便	숙변
ちょくちょう 直腸	직장	はいせつ 排泄	배설
グリセリン	글리세린	こうか　うす 効果が薄まる	효과가 약해지다
ビサゴジル	비사코딜	べんい 便意	변의
ざやく 坐薬	좌약	がまん 我慢する	참다
かんげやく 緩下薬	완하약	にゅうじ 乳児	유아

9) 整腸薬（せいちょうやく）

整腸薬とは、腸内環境を整えて、腸の機能向上や下痢、便秘などの症状を解消することを目的とする薬のことです。便秘や下痢の症状が重い場合は緩下薬（かんげやく）等を利用します。

☞ 주요 단어 및 표현

日本語	한국어	日本語	한국어
せいちょうやく 整腸薬	정장약	げり 下痢	설사
ちょうないかんきょう 腸内環境	장내환경	べんぴ 便秘	변비
きのうこうじょう 機能向上	기능향상	しょうじょう かいしょう 症状を解消する	증상을 해소하다

10) 消化薬（しょうかやく）

消化薬とは、胃の消化能力の低下を促進する薬で、消化酵素を主成分としています。また、一部の消化薬には胆汁の分泌を促進するものもあります。主に、食後の胸やけ、食べすぎ、飲みすぎなどの際に服用します。

胃の働きが弱いからといって恒常的に消化薬を飲むのは本来の胃の働きを弱めることにもつながるので、長期的な服用はしないようにしましょう。どうしても改善しない場合は内科の医者に相談しましょう。

☞ **주요 단어 및 표현**

日本語	한국어	日本語	한국어
しょうかやく 消化薬	소화약	ぶんぴ 分泌	분비
い 胃	위	むねや 胸焼け	가슴통증
しょうかのうりょく 消化能力	소화능력	た 食べすぎ	과식
そくしん 促進	촉진	の 飲みすぎ	과음
しょうかさんそ 消化酸素	소화산소	こうじょうてき 恒常的	항상적
しゅせいぶん 主成分	주성분	ちょうきてき 長期的	장기적
たんじゅう 胆汁	담즙	ないか 内科	내과

1) 외피용 살균소독약(제)

외피용 살균소독약이란 주로 베인 상처나 찔린 상처, 찰과상 등에 농이 생기는 것 등을 방지하기 위한 약입니다. 액체, 연고, 에어졸, 분말 타입 등 다양한 타입의 약이 시판되고 있습니다.

외피용 살균소독약의 사용 방법은 우선 상처가 난 곳을 흐르는 물로 씻어 모래나 먼지 등을 제거하고 약을 바르도록 합니다. 단 출혈이 있는 경우에는 지혈한 후 사용합니다. 또한 상처가 큰 경우나 비위생적인 장소에서 상처가 난 경우에는 감염의 우려도 있으므로 의사에게 상의하기 바랍니다.

2) 항히스타민약

항히스타민약이란 알레르기성 질환으로 인한 증상을 억제하는 대증요법약을 말합니다. 효과는 비교적 빠르지만 대증요법약제이므로 알레르기 자체를 치료하는 것은 아닙니다. 복약, 점비약, 점안약의 3종류가 주류입니다.

크게는 알레르기 증상인 꽃가루알레르기 등의 대증요법에 사용됩니다.

증상을 일시적으로 억제하는 작용이 있습니다만 항히스타민약은 상대적으로 졸음이 생기는 부작용이 있으므로 복용 후 자동차 운전이나 위험한 작업 등은 피하시기 바랍니다. 또한 알코올과 함께 섭취할 경우 최면효과가 더욱 높아지므로 주의가 필요합니다. 이 외에도 종합감기약과 함께 복용하면 상호작용이 일어날 경우도 있으므로 사용 전에는 반드시 약사에게 상의하시기 바랍니다.

3) 부인병약

부인병약이란 주로 여성호르몬(에스트로겐) 분비이상으로 인한 각종 증상을 완화시키는 약입니다. 어깨 결림이나 두통, 냉증, 변비, 홍조 등의 자율신경증상으로 시작하여 갱년기 장애, 월경이상, 하복부 통증 등 다양한 증상이 그 대상이 됩니다.

기본적으로는 진통제에 여성호르몬 밸런스를 조정하는 생약이나 한방약 등이 배합되는 경우가 많습니다. 증상이 오래 지속될 경우에는 의사에게 상의하시기 바랍니다. 또한 임신 중인 분은 복용에 대해 의사나 약사에게 상의하는 것이 중요합니다.

4) 철결핍성 빈혈약

철결핍성 빈혈약이란 '철결핍성 빈혈'이라고 불리는 타입의 빈혈에 대한 대증요법약입니다.

철결핍성 빈혈약의 효과는 지효성이므로 복용을 시작한 후 대략 2달 이상의 시간이 필요합니다. 이 기간에는 그다지 효과가 없어도 복용을 계속해야 합니다. 또한 이때 평상시부터 철분이 많은 식사를 하도록 노력하는 것이 좋습니다. 복용을 3달 이상 계속해도 효과가 없을 경우에는 다른 질환으로 인한 빈혈일 가능성도 있으므로 의사와 상의하시기 바랍니다.

5) 동맥경화약

동맥경화약이란 시판약의 경우 직접적으로 동맥경화를 치료하는 약이 아니라 혈청 콜레스테롤을 개선하는 작용이 있고 혈관벽의 콜레스테롤 부착을 방지하는 성분이 주류입니다. 어디까지나 동맥경화의 진행을 늦추거나 생활습관병의 예방 정도로 생각해야 합니다.

실제로 치료가 필요한 고콜레스테롤혈증의 경우 의약품을 사용합니다. 또한 의사의 치료를 받고 있는 경우에는 원칙적으로 의사의 지도가 없는 한 시판약을 사용하지 않도록 해야 합니다.

6) 강심약

강심약이란 심장기능의 쇠퇴가 원인이 되는 각종 증상을 억제하기 위한 약입니다. 시판약인 강심약의 경우 그 작용은 원인 질환이 지극히 경도인 경우에 한정됩니다. 주로 심장의 두근거림이나 헐떡임 등의 증상 완화 효과를 기대할 수 있습니다.

또한 강심약은 상용하는 약이 아니라 어디까지나 대증요법약이기 때문에 복용과 관련해서는 그 원인을 제거하는 대처법 이외에 고혈압이나 심장변막증 등의 심부전과 관련된 질환이 있을 경우 그 질환의 치료를 우선시해야 합니다. 또한 사용해도 효과가 없을 경우에는 나이 탓으로 생각하지 말고 의사와 상의하도록 합시다.

7) 구충약

구충약이란 소위 벌레를 잡기 위한 것입니다. 장내 기생하는 회충이나 요충을 마비시켜 배출시키는 작용이 있습니다. 구충약은 일반적으로 성충에게만 작용하기 때문에 정장을 예측하여 수차례 복용하는 것이 원칙입니다. 복용 횟수 등은 기생충에 따라 다르므로 부속된 사용설명서를 잘 읽을 필요가 있습니다.

또한 기생충의 알은 식품이나 손 등에 부착하여 식사와 함께 체내에 유입되므로 한 명이 감염될 경우 주위 사람들도 감염될 우려가 있으므로 가족 모두가 복용하는 것이 바람직합니다. 또한 구충약은 장내에서 작용하는 약이므로 사용 전에는 금식하고 사용 후에도 알코올이나 지방이 많은 식사는 피해야 합니다.

8) 관장약

관장약이란 직장에 대해 직접 사용되는 약으로 글리세린(액상) 또는 비사코딜(좌약)을 사용하는 타입이 있습니다. 정장약이나 완하약을 써도 효과가 없는 변비 개선이나 숙변 배설과 같은 작용이 있습니다. 약을 직장에 넣은 후 바로 배변하면 약이 외부로 나와 버려 효과가 약해지므로 변의가 강해질 때까지 참을 필요가 있습니다. 유아나 임산부가 이용할 경우에는 사전에 의사나 약사에게 상의하도록 합니다.

9) 정장약

정장약이란 장내환경을 정돈하고 장의 기능 향상이나 설사, 변비 등의 증상을 해소하는 것을 목적으로 하는 약을 말합니다. 변비나 설사 증상이 심한 경우에는 완하약 등을 이용합니다.

10) 소화약

소화약이란 위장의 소화능력 저하를 촉진시키는 약으로 소화산소를 주성분으로 합니다. 또한 일부 소화약에는 담즙 분비를 촉진하는 것도 있습니다. 주로 식후 가슴통증, 과식, 과음 등이 있을 때 복용합니다.

위장 활동이 약하다고 해서 항상적으로 소화약을 마시는 것은 본래의 위 활동을 약화시키는 일이 될 수도 있으므로 장기적 복용은 하지 않도록 하는 것이 좋습니다. 어떻게 해도 개선되지 않을 경우에는 내과 의사에게 상의하도록 합시다.

11）対話編

患者：こんにちは。

薬剤師：はい、どうされましたか?

患者：風をひいたようなのですが?

薬剤師：それは、いけませんね。どんな症状ですか?

患者：喉が痛くて、痰もからみますし、鼻水も出ます。頭も少し痛くて、熱もあります。

薬剤師：なるほど。わかりました。こちらが風邪薬コーナーです。

患者：そうですか。どんな薬がよいのでしょう。

薬剤師：薬や食べ物で何かアレルギーはありますか?

患者：特にありません。

薬剤師：それでは、現在ご使用中のお薬はありますか?

患者：いいえ、ありませんが。どうしてですか?

薬剤師：ご使用中のお薬との相性も大切なので･･･
この薬がいいと思いますが、特に気になることはありますか?

患者：そうですね、副作用はありますか?

薬剤師：眠気がしたり、口が渇いたり、少し便秘気味になる場合もあります。発疹や発赤、全身の痒み、吐き気や嘔吐、食欲減退、めまい、血尿などが現れたら、服薬を中止してご相談ください。

患者：わかりました。では、そのお薬をください。

薬剤師：はい。550 円です。お大事に。

11) 대화편

손님 : 안녕하세요.

약제사 : 네, 무슨 일이신가요?

손님 : 감기에 걸린 것 같은데요.

약제사 : 그건 안됐군요. 어떤 증상이신가요?

손님 : 목이 아프고 가래도 끓고 콧물도 나옵니다. 머리도 조금 아프고 열도 있습니다.

약제사 : 그렇군요. 알겠습니다. 이쪽이 감기약코너입니다.

손님 : 그렇군요. 어떤 약이 좋은가요?

약제사 : 약이나 음식 중에 알레르기가 있습니까?

손님 : 특별히 없습니다.

약제사 : 그럼, 현재 사용중인 약은 있습니까?

손님 : 아니요 없습니다만, 왜요?

약제사 : 사용중인 약과의 궁합도 중요하니까요……
이 약이 좋을 것 같습니다만, 특별히 신경 쓰이는 부분이 있나요?

손님 : 글쎄요, 부작용은 있나요?

약제사 : 졸리거나 입이 마르거나 조금 변비가 생길 수도 있습니다.
발진이나 발적, 전신의 가려움증, 멀미, 구토, 식욕감퇴, 어지러움, 혈뇨 등이 보일 경우 복약을 중지하고 상담을 받으시기 바랍니다.

손님 : 알겠습니다. 그럼 그 약을 주세요.

약제사 : 네. 550엔입니다. 건강 조심하십시오.

11. 검사실

1) 위내시경 검사

2) 대화편

1）胃カメラ検査

「胃内視鏡」は「胃カメラ」ともいわれますが、内視鏡を口から胃の中に入れて、先端についている超小型のカメラで胃の中の様子を直接モニター画面に映し出して観察します。技術の進歩により、内視鏡は細いものは外径約5㎜と、とてもコンパクトになり、以前ほど苦しい思いをすることなく検査が受けられるようになりました。

最近は、先端に超音波の出る装置をつけて、胃壁の超音波検査も行うことができるようになりました。この場合、普通の内視鏡よりは少し太くなります。

検査の手順を見てみましょう。まず、最初にのどの痛みを抑えたり、嘔吐反射が起きないように喉にゼリー状の局所麻酔薬を塗ります。次に胃の動きを止める注射をします。検査を受けるときは、簡易ベッドに体の左側を下にして横向きに寝ます。医者が内視鏡の管を挿入しますが、ゆっくりと静かに腹式呼吸をくり返すと楽に検査が受けられます。挿入した内視鏡が胃まで届くと、空気を入れて胃をふくらませ詳しく調べます。この時、ゲップを出さないように深呼吸をして我慢します。施設によっては、静脈麻酔をしてから内視鏡検査を行うこともあります。

検査の前日は、早めに夕食をすませ、検査当日は、絶食で胃の中を空っぽの状態にしておきます。お茶や水はとってもかまいません。検査中は、緊張するとかえってうまくいきませんので、体の力を抜いて医者の指示に任せましょう。

検査後は、挿入した管のため喉がしびれますので、食事はしびれがとれて少量の水を飲んでもむせないようになってからとるようにします。

内視鏡検査時に、胃粘膜から直接組織を採って詳しく調べる「生検（生体検査）」を行うことがあります。痛くはありませんが小さな傷ができますので、2〜3 日はアルコールや刺激物の摂取は避ける必要があります。

☞ 주요 단어 및 표현

日本語	한국어	日本語	한국어
い　けんさ 胃カメラ検査	위내시경검사	いへき 胃壁	위벽
いないしきょう 胃内視鏡	위내시경	てじゅん 手順	수순
せんたん 先端	끝	のど	목
ちょうこがた 超小型	초소형	おうとはんしゃ 嘔吐反射	구토반사
ようす 様子	상태	きょくしょますいやく 局所麻酔薬	국소마취약
がめん モニター画面	모니터화면	ぬ 塗る	바르다
うつ　だ 映し出す	비추어 내다	ちゅうしゃ 注射	주사
かんさつ 観察する	관찰하다	かんい 簡易ベッド	간이침대
ぎじゅつ　しんぽ 技術の進歩	기술의 발전	よこむ　ね 横向きに寝る	옆방향으로 눕다
がいけい 外径	바깥 지름	くだ 管	관
コンパクト	콤팩트	そうにゅう 挿入	삽입
ちょうおんぱ 超音波	초음파	ふくしきこきゅう 複式呼吸	복식호흡

日本語	한국어	日本語	한국어
そうち 装置	장치	かえ くり返す	되풀이하다
とど 届く	이르다	しじ 指示	지시
ふくらます	부풀게 하다	まか 任せる	맡기다
くわ 詳しい	상세하다	しびれる	저리다
ゲップ	트림	しょうりょう 少量	소량
しんこきゅう 深呼吸	심호흡	むせる	목이 메다, 목이 메어 콜록거리다
しせつ 施設	시설	いねんまく 胃粘膜	위점막
じょうみゃくますい 静脈麻酔	정맥마취	と 採る	채취하다
ぜっしょく 絶食	절식, 금식	せいたいけんさ 生体検査	생체검사
から 空っぽ	텅 빔	しげきぶつ 刺激物	자극물
きんちょう 緊張	긴장	せっしゅ 摂取	섭취
からだ ちから ぬ 体の力を抜く	몸의 힘을 빼다		

1) 위내시경 검사

'위내시경'은 '위카메라'라고도 불리는데 내시경을 입에서 위 속으로 넣어서 끝에 붙어 있는 초소형 카메라로 위 속 상태를 직접 모니터화면에 비추어 내어 관찰합니다. 기술의 발전에 따라 내시경은 가는 것은 바깥 지름 5mm로, 대단히 콤팩트하여 예전만큼 고통스러운 경험을 하지 않고 검사를 받을 수 있게 되었습니다.

최근에는 끝에 초음파가 나오는 장치를 부착하여 위벽의 초음파검사도 진행할 수 있게 되었습니다. 이 경우 보통 내시경보다는 조금 두꺼워집니다.

검사 순서를 보도록 합시다. 우선 먼저 목의 통증을 억제하거나 구토반사가 일어나지 않도록 목에 젤리 상태의 극소마취약을 바릅니다. 다음으로 위의 움직임을 멈추는 주사를 합니다. 검사를 받을 때는 간이침대에 몸의 왼쪽을 아래로 하여 옆방향으로 눕습니다. 의사가 내시경 관을 삽입하는데 천천히 조용히 복식호흡을 되풀이하면 편하게 검사를 받을 수 있습니다. 삽입한 내시경이 위에 이르면 공기를 넣어 위를 부풀게 하여 상세히 조사합니다. 이때 트림이 나오지 않도록 심호흡을 하여 참습니다. 시설에 따라서는 정맥마취를 하고 나서 내시경검사를 하는 경우도 있습니다.

검사 전날은 일찍 저녁식사를 마쳐 검사 당일은 금식하여 위 속을 텅 빈 상태로 만들어 놓습니다. 차나 물은 마셔도 됩니다. 검사 중은 긴장하면 도리어 검사를 잘 진행할 수 없기 때문에 몸의 힘을 빼고 의사 지시에 맡기도록 합시다.

검사 후에는 삽입한 관 때문에 목이 저리기 때문에 저리는 증상이 사라지고 나서 소량의 물을 마셔도 목이 메이지 않을 때 식사를 하도록 합니다.

내시경검사 시에 위점막에서 직접 조직을 채취하여 상세히 조사하는 '생체검사'를 하는 경우가 있습니다. 아프지는 않지만 상처가 생기기 때문에 2~3일은 알코올이나 자극물의 섭취는 피할 필요가 있습니다.

2) 対話編

医者：おはようございます。初めてですか?緊張していますか?

患者：はい、初めてです。

医者：カメラ自体は辛くはないです。言った事を守ってもらえば、カメラのコツがありますので、コツが分かれば痛くないです。

患者：はい。

医者：リラックスしてください。まず、姿勢ですが、右の足を前に出します。ひざをつけてください。顎を少し上げて、少しうつぶせ気味になってください。肩に力を入れずに、このままの姿勢を守ってください。それから、目を開いててください。

患者：はい。

医者：目をつぶってしまうと怖くて力が入ってしまいます。ですから、気持ちを落ち着けて目を開けて、この姿勢を崩さないようにしてください。いいですか。

患者：はい。

医者：カメラが入るとどうしても唾が溜まりますが、溜まったらごっくんせずに垂れ流してください。ここは汚しても構いません。ごっくんしてしまうと、カメラを飲んでいるので、唾が胸に入りやすくなってしまいます。また、カメラが硬い分だけ喉が痛くなってしまいます。ですから、できるだけごっくんは控えてください。

カメラの一番大切なコツは息遣いです。初めての方は、カメラが入ると息が詰まると勘違いされますが、空気の通り道とカメラの通り道は別々です。あわてずゆっくり息をしてください。息の仕方にはコツがあります。フーーーーーーーッと意識してできるだけゆっくりと、もらすように、やさしいため息をしてください。これだけです。

患者：分かりました。

医者：ハムッとかんでください。肩の力を抜いてください。それでは検査を始めます。カメラ入ります。
舌の先に触ります。ゆっくりため息です。あわてずゆっくりため息です。喉に少しいやな感じがしますが、我慢して下さい。喉の胆をとります。ゆっくり息をしてください。
気持ちを落ち着けてゆっくり息をして下さい。大きくゆっくり息をします。とても上手ですよ。長いため息をしてください。ゆっくり、気持ちを落ち着かせて息をします。おなかに少し空気が入ります。お腹が張ってきますが、ゲップはガマンして下さい。ゆっくり息をしてください。あわてずゆっくり息をしてください。大きくゆっくりため息です。
お腹少し押されます。お腹の十二指腸を見ます。あわてずゆっくり息をします。とっても上手です。頑張ってください。大きく大きくゆっくり息をしましょう。またお腹に少し空気が入ります。少し押されます。大きくゆっくり息をしてください。最後にお腹に少し空気が入ります。胃は皺が多いので空気を入れないとよく見えません。ので、空気を入れます。お腹が張ります。
最後に空気を抜いて楽にしますので、少し我慢してください。もう少しの辛抱です。我慢してください。ゆっくり大きく息をして下さい。
はい、では終わりにしましょう。よくがんばりました。ゆっくり息をしてください。
後は、お腹の空気を抜けばおしまいです。胃の中はとてもきれいでした。息とめてください。つば出していいですよ。どうでしたか?
患者：大丈夫でした。

2) 대화편

의사 : 안녕하세요. 처음이십니까? 긴장하고 계신가요?

환자 : 네. 처음입니다.

의사 : 내시경 자체는 힘든 것이 아닙니다. 제가 드리는 설명을 잘 듣고 지켜 주시면 됩니다. 내시경을 잘하기 위한 비결이 있는데요, 그 비결만 아시면 아프지 않습니다.

환자 : 네.

의사 : 편안하게 누우세요. 우선 자세입니다만, 왼쪽 귀를 바닥에 대고 옆으로 누우시고 오른쪽 다리를 앞쪽으로 하시고 턱을 조금 올리고, 바닥 쪽을 보시기 바랍니다. 어깨 힘을 빼시고요. 이 자세를 유지하셔야 합니다. 그리고 눈은 감지 마세요.

환자 : 네.

의사 : 눈을 감으면 긴장해서 몸이 경직되기 쉽습니다. 그러니까 마음을 차분히 가라앉히시고 눈을 뜬 채로 이 자세를 유지하시기 바랍니다. 하실 수 있겠지요?

환자 : 네.

의사 : 내시경이 들어가면 아무래도 입 속에 침이 고이게 됩니다. 침은 삼키지 마시고 흐르게 놔두세요. 이 부분은 더러워져도 상관 없습니다. 삼키게 되면, 내시경을 삼긴 상태이기 때문에 침이 가슴 쪽으로 들어갈 수도 있습니다. 또한 내시경이 딱딱한 만큼 목에 통증을 느끼게 됩니다. 그러니까 가능한 삼키지 않도록 해주세요. 내시경을 잘하기 위해서 가장 중요한 것은 숨쉬기입니다. 처음 하시는 분들은 내시경이 들어가면 숨이 막힐 것이라고 오해하시는데 공기가 지나가는 통로와 내시경의 통로는 다릅니다. 당황하지 마시고 천천히 숨을 쉬면 됩니다. 숨 쉬는 방법에는 비결이 있는데요.

후~~~~~~~~~~~~~~~~~~하고 의식적으로 천천히 숨이 새어 나가는 듯이 편안하게 한숨을 쉬시면 됩니다.

이것만 잘하면 됩니다.

환자 : 알겠습니다.

의사 : 내시경을 입에 가볍게 물어 주세요. 어깨 힘을 빼주세요. 그럼 검사를 시작하겠습니다. 내시경 들어갑니다.

혀 끝에 내시경이 닿습니다. 천천히 한숨을 쉬세요. 당황하지 마시고 천천히 한숨입니다. 목이 조금 불편하실 것입니다. 참으세요. 목의 가래를 빼겠습니다. 천천히 숨을 쉬세요. 마음을 가라앉히고 천천히 숨을 쉽니다.

크게 천천히 숨을 쉬세요. 아주 잘하고 계십니다. 길게 한숨을 쉬세요. 천천히 마음을 가라앉히고 숨을 쉬세요.

배에 조금 공기가 들어갑니다. 배가 불러올 것인데요 트림은 참아 주세요. 천천히 숨을 쉬세요. 당황하지 마시고 천천히 숨을 쉬세요. 크게 천천히 한숨입니다.

배가 조금 눌릴 것입니다. 배 속의 십이지장을 보겠습니다. 서두르지 마시고 천천히 숨을 쉬세요. 아주 잘하고 계세요. 조금만 더 힘을 냅시다. 크게 크게 천천히 숨을 쉬세요.

다시 배 속에 공기가 들어갑니다. 조금 눌립니다. 크게 천천히 숨을 쉬세요.

마지막으로 배 속에 조금 공기를 넣습니다. 위는 주름이 많기 때문에 공기를 넣어서 펴지 않으면 잘 보이지 않습니다. 그래서 공기를 넣습니다. 배가 팽팽해집니다. 조금 있다가 공기를 빼고 편하게 해드릴 테니까 조금만 참아 주세요. 조금만 더 참아 주세요. 참으세요. 천천히 숨을 쉬세요.

네. 그럼 마치도록 하겠습니다. 잘하셨습니다. 천천히 숨을 쉬세요.

이제 배 속 공기를 빼면 끝입니다. 위 속은 아주 깨끗합니다. 숨을 멈추세요. 이제 침은 뱉으셔도 좋습니다.

어떠셨나요?

환자 : 괜찮았습니다.

참고문헌

猪熊勉, 2007, プチ整形&美容整形本当のこと教えます, ブックマン社.
渡辺昭宏, 2008, イラスト版歯の仕組みとケア, 合同出版.
楊達・楊暁波(공저), 2003, アトピー性皮膚炎の正体と根治法, 文芸社.
川嶋優, 2008, 四字熟語教室, 集英社.
杏仁美友(감수), 2008, 漢方をはじめよう, 成美堂出版.
結城吉成, 2005, これで安心!インプラント, 大和出版.
大西守, 1992, 外国人と日本人医師の臨床会話集 7, 三修社.
重野亜久里・高嶋愛里, 2010, 医療通訳の実学・実技、多文化共生センターきょうと.
国際交流基金関西国際センター, 2009, 外国人のための看護・介護用語集, 株式会社凡人社.
国立国語研究所「病院の言葉」委員会, 2009, 病院の言葉を分かりやすく, 勁草書房.

강원도 의료관광지원센터, 2010, 의료관광서포터즈 실무교육 교재.
(사)한방의료관광협회, 2010, 한의학 해설, 문화체육관광부.

지은이 소개

최수나

1993년 서울대학교 신문학과 졸업
1997년 한국외국어대학교 통역번역대학원 한일과 졸업
2001년 한국외국어대학교 통역번역대학원 박사과정 입학
현재 한국외국어대학교 통역번역대학원 강사
한림대학교 의료관광인재양성센터 객원교수

일본어권 의료 용어

초판 발행 2011년 3월 29일

지은이 최수나
펴낸이 고화숙
펴낸곳 도서출판 소화
등록 제13-412호
주소 서울시 영등포구 영등포동 7가 94-97
전화 02-2677-5890
팩스 02-2636-6393
홈페이지 www.sowha.com

ISBN 978-89-8410-405-1 93730

값 16,000원

잘못된 책은 언제나 바꾸어 드립니다.